〔新装復刻版〕

Dr.ブラゼルトンの

# 子どもの心がきこえますか


著　T・B・ブラゼルトン

監訳　前川喜平
東京慈恵会医科大学名誉教授

訳　川崎千里
佐世保市こども発達センター所長

絵　いわさきちひろ


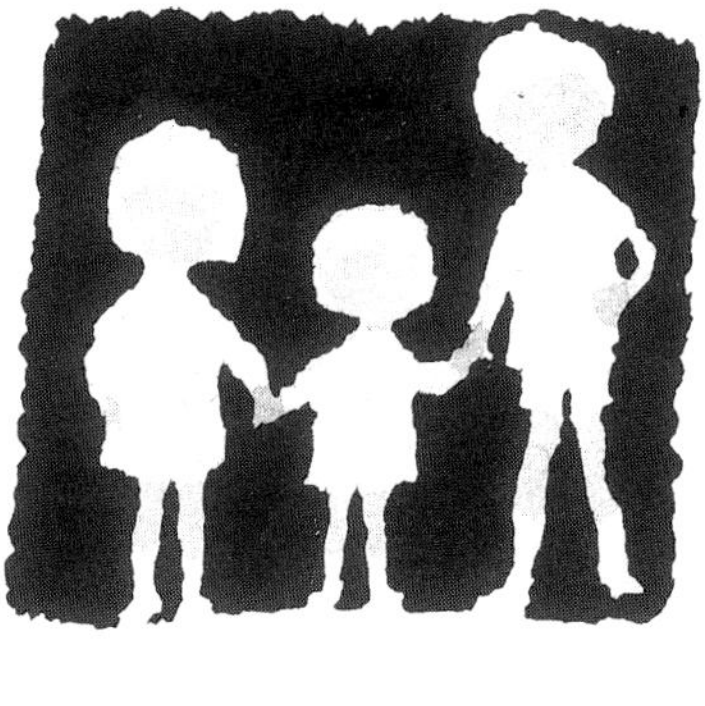

カバーイラスト・本文カット
いわさきちひろ

本文写真
B. A. King

本書は1989年発行の『Dr. ブラゼルトンの 子どもの心がきこえますか』の復刻版である.

# TO LISTEN TO A CHILD

## UNDERSTANDING THE NORMAL PROBLEMS OF GROWING UP

T. BERRY BRAZELTON, M.D.

*Photographs by B.A. King*

*A Merloyd Lawrence Book*

ADDISON-WESLEY PUBLISHING COMPANY
*Reading, Massachusetts   Menlo Park, California*
*London   Amsterdam   Don Mills, Ontario   Sydney*

Parts of the material in Chapters 2 through 10 and 12 through 14 first appeared, in different form, in *Redbook* Magazine.

Portions of Chapter 1 are excerpted from the book *Child Health Encyclopedia: The Complete Guide for Parents* by the Children's Hospital Medical Center and Richard I. Feinbloom, M.D. © 1975 by the Children's Hospital Medical Center and Richard I. Feinbloom, M.D. Reprinted by permission of Delacorte Press/Seymour Lawrence. A Merloyd Lawrence Book.



**Library of Congress Cataloging in Publication Data**

Brazelton, T. Berry, 1918–
To listen to a child.

"A Merloyd Lawrence book."
Includes index.
1. Children—Care and hygiene. 2. Children—Mental health. 3. Problem children. 4. Parent and child. 5. Child development. I. Title.
RJ61.B83 1984 155.4 84-6174
ISBN 0-201-10617-5

*Cover design by Marshall Henrichs*
Cover photograph by Barbara Campbell, reprinted by permission of *Redbook* Magazine. © 1982 by The Hearst Corporation. All rights reserved.

*Text design by Dana Kasarsky Design, New York, NY*
Set in 11 point ITC Garamond by Waldman Graphics, Inc., Pennsauken, NJ

Printed in the United States of America

**ABCDEFGHIJ-DO-87654**
**First printing, June 1984**

# 日本語版への序

T・ベリー・ブラゼルトン

　この本が日本で出版されることをたいへん喜んでいます。日本はすばらしい国です。私は日本が大好きで、その家族の伝統に感銘を受けています。長崎を訪問し研究することは私の楽しみとなっています。日本人はいまも「家族」というものを信頼しているように思え、家族の強いきずなはもっともよい「クッション」なのです。

　この本が三つの世代すべてに役立つよう願っています。若いお母さんたちが、子どもの「問題」の下地となっている正常な発達過程を理解するために。祖母の方たちが、まだほんの少ししか生きてきていない孫たちにも、それぞれ多様な個性があることをわかってあげるために。そして子どもたちがよけいなプレッシャーから解放され、育ちつづけるように。

　この本は子どもがある症状に「固着する」ときに、両親や祖父母が不安を抱かずに対処できるように書かれました。単に症状を抑えると、たいていうまくいかず、症状を深いところに押し込める結果になるからです。

　日本の御両親にも、子どもの発達過程における個性の多様さと、その個性を理解することの重要さをわかっていただければと願っています。私たちがこれまで米国でたどってきたように。

# 監訳のことば

前川喜平

私が米国に留学していた当時、『スポック博士の育児書にはこう書いてありましたから、私もそのようにしました』という母親からの言葉をしばしば耳にした。あの頃は、家庭的にも社会的にも良きアメリカが残っていた時代である。

あれから二五年経った現在、家庭も社会も大いに変化した。家庭の崩壊、麻薬、性、非行などの青少年の問題が、昔の育児書ではどうしようもなく、問題となってきている。残念ながら、わが国も米国のそれを追従する傾向にある。そして病気や疾病の予防よりも、最近はいかに健全なる子どもの心を育てるかが、重要な課題となってきている。

今から五年前、私は素晴らしい育児書に遭遇した。それは、本書『子どもの心がきこえますか』(To Listen to a Child)である。これは従来の育児書とは全く質を異にするもので、子どもの心を育てることを主眼としたものである。

私は、かねがね数多くの育児相談を通して、一般の両親は、子どもになにか問題が起こってから訴えることが多く、発達のこれから起こるであろう状態を予測して準備している親はほとんどみられず、これを行なえばもっと素晴らしい子育てができるのではないかと考えていた。本書はまさにこれに適している育児書である。

私がブラゼルトン博士の名前を最初に知ったのは、『ブラゼルトン新生児行動評価』(Neonatal Behavioral Assessment Scale)においてである。新生児の神経学的診察に関心のあった私は、博士の本を読んで、新生児にこんなアプローチの方法があるのかと大いに感激した。従来の神経学的診察は、正常・異常の判定であるのに、博士の行動評価は新生児そのものの理解なのである。

私の博士に対する感情は、母子相互作用の研究で博士が来日し、実際にお会いすることにより最高となった。子どもを扱う一つ一つの仕草に、にじみ出ている人間性豊かな博士の人柄に私はすっかり感動し、心から博士のファンになってしまった。

川崎千里先生は、長崎大学卒業後、東京慈恵会医科大学小児科教室で、新生児の発達・行動を私と一緒に勉強した間柄である。このたび、ブラゼルトン博士の『子どもの心がきこえますか』を翻訳するということを聞き、私は喜びにたえない。こんな素晴らしい本がわが国の母親や育児関係者に読まれる機会が与えられることと、以前よりブラゼルトン博士と一緒に研究をし、博士のことをもっとも良く知っている川崎先生が訳されるからである。

本書の内容は、子どもたちの心の健全育成のために、米国の子どもたちばかりでなく、現在のわが国の両親や育児関係者に本当に知って欲しい、わかって欲しい、重要なことばかりである。

ブラゼルトン博士が多くの経験を通して子どもたちのために、両親や育児関係者にぜひわかって欲しいことをまとめたのが『子どもの心がきこえますか』である。本書の至るところに、彼の人間愛と子どもたちが健全に育って欲しいという願いがにじみ出ている。本書が一人でも多くの親たちや育児関係者に読まれることを願って止まない。

平成元年九月吉日

Dr.ブラゼルトンの

# 子どもの心がきこえますか

目次

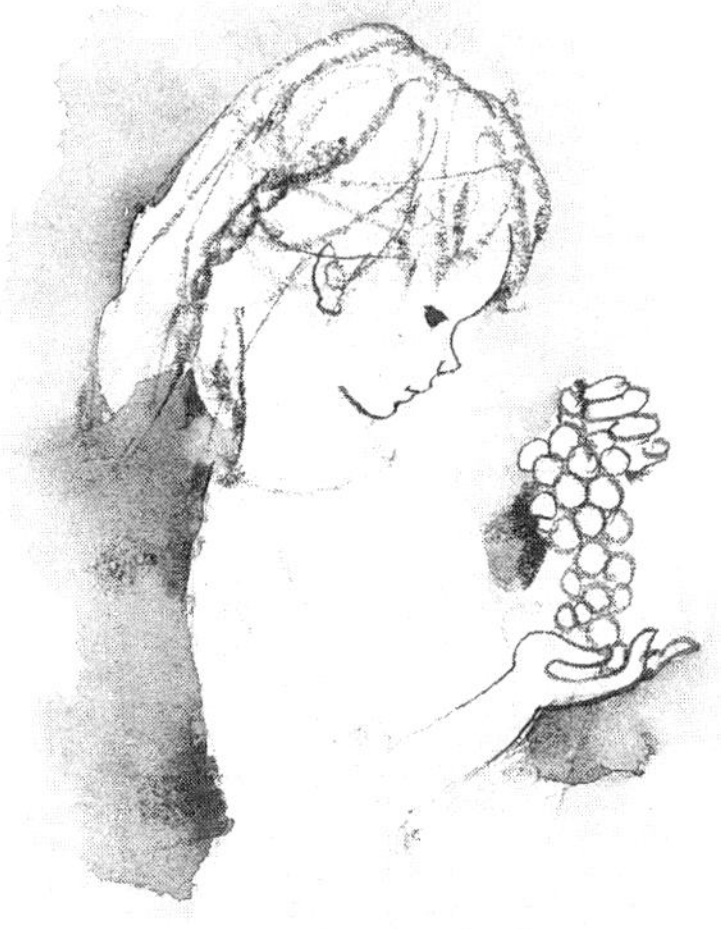

## 第一部　愛すること恐れること

# 第二部　一般的な問題



# 第三部　身体と心の関係

# はじめに

## ・・・子どもの心をはぐくむために

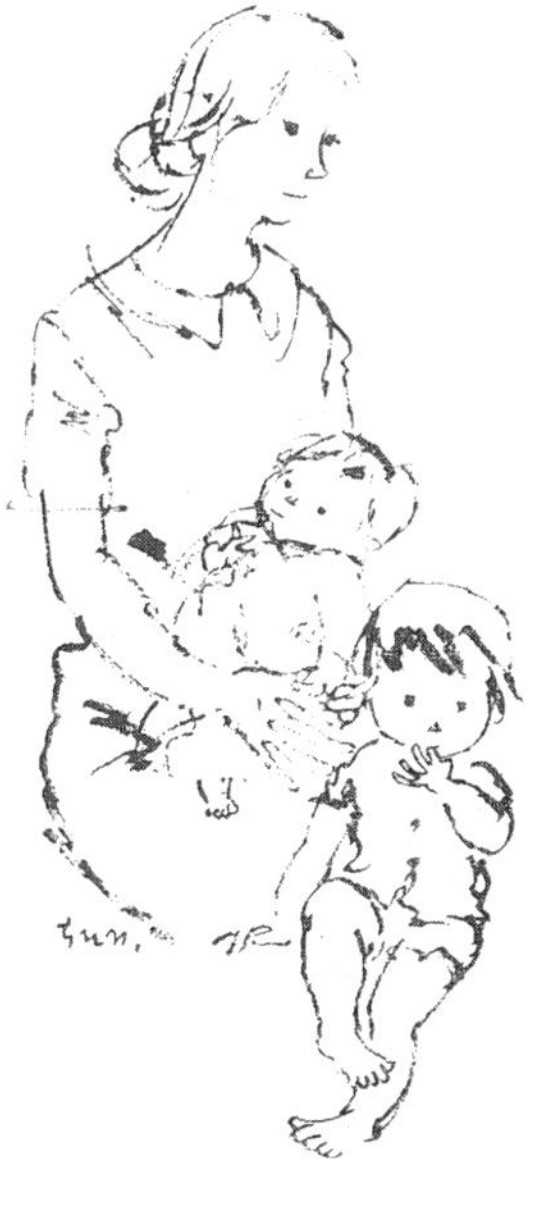

## 「正常な問題行動」は自立への近道

子どもが発達する過程で、一時的な「問題行動」はだれにも避けられないことです。子どもが話すことを習得する途中に「どもる」のと同じように、子どもが親と一体感をもとうともがくときにも、「問題行動」が生じますが、それはむしろ当然のことです。

四、五歳になると親のものを盗むことがありますが、これは親の一部を自分のものにしたいという願望の表現にすぎません。親を試そうとしてウソをつくことさえあるのです。

こうした行動はすべて一時的なものですが、親をひどくあわてさせます。女の子の腹痛や男の子のおねしょも心配の種になります。そしてこれらは普通思うより頻繁にみられるものです。(→9・12章参照)

これらの行動は一見したところ、健康に育つ道筋からはずれているようですが、成長には欠かせないものなのです。たいていの子どもは自分の行動がどこまで許されるかを学ぶ途中で、「問題行動」をやってみるものです。

これらはむしろ、「正常な問題行動」とでもいうべきもので、一定の発達段階にくれば自然に解決します。子どもは「正常な問題行動」を起こしながら、周囲の要求する「良し悪し」の基準を知るのです。

親のなかには、子どもは情緒が健全なら、自分から周囲の基準に合わせたがるものだという途方もない期待をよせる人もいます。しかし子どもにも、後に引いたり、状況を調べたり、基準に合わせる準備をやり直したりする余裕が必要です。

私はこれを、周囲の要求に答えられるようになるための近道と考えています。つまり一時的に反抗したり自分勝手な行動を経験することで、その後の環境への順応はいっそう強まるのです。したがってこの試行錯誤期間は、子どもに必要であるし重要なのです。

## 心配しすぎは問題を大きくする

そうはいっても子どもの「問題行動」は両親のストレスのもとです。それは親自身がむかし経験し、わだかまりとなっている「問題」を思い起こさせるからかもしれません。

例えば、兄が十二歳までおねしょをしていたこととか、妹の腹痛の訴えにだれも耳を貸さなかったために虫垂破裂を起こしたなどということです。

明らかに親の対応のまずさが原因となる場合もあります。親は子どもの問題行動が一時的なもので発達に役立つということを納得できず、なんとか止めさせようと躍起になる傾向があります。ただ見守るだけでは、親の不注意や怠惰のようにまわりから見られないかと恐れたり、また指しゃぶりやマスタベーションをそのままにしておくと、子どもがそのことにだけに注意を集中し、「わるいくせ」を身につけてしまうのではないかと恐れているのだと思います。

しかし親が心配しすぎたり止めさせたりすることは、子どもの不安をやわらげるどころか、症状を固定化させることになりやすいのです。親がこうした態度を改め、子どもの症状の起こる過程をよく理解し、冷静に子どもを支えれば、「問題行動」から抜け出しやすいのです。

そうはいっても、現在子育て中の親が、こうした認識に到達するのは容易ではありません。

## 共通の問題を理解するために

本書は子どもにしばしば起こるこうした問題を、広く知ってもらうために書かれました。

例えば、恐怖、指しゃぶり、食事、睡眠などの問題や心身症が、子どもの発達の過程でなぜ起こるかを具体的に書きました。これらの問題を観察し対処する方法を示したいと思います。親の役割を客観的に理解するのに参考になればと思います。そして子どもに「問題行動」が起こったときには、親はまず自分の行動に注意して、子どもの緊張をさらに高めたり、罪の意識を強めたりしないようにするべきです。もしそうなると問題が複雑化し長びきやすいからです。

これらの「問題行動」が子どもの発達に必要なものだと理解できれば、親はゆったり子どもの健全な発達を見守れるでしょう。

## 反応のしかたには個性がある

子どもが自分の行動を周囲に適応させていくやり方には、誕生のときから個人差があります。両親はまずそれを認識することが大切です。

例えば、生まれてすぐから音や刺激に過剰に反応する子がいます。このような赤ちゃんは、ちょっとした刺激にも驚き泣き、顔色を変え、吐いたりウンチしたり、あらゆる反応を示します。また一方では、同じ刺激に対して目を丸くし警戒の表情で心持ち青ざめ、体をじっと固くする子もいます。まるで刺激に注意を向けるためにエネルギーをセーブしているかのようです。

この二つの例は赤ちゃんの両極端ですが、どちらも正常な反応といえます。赤ちゃんはこのように刺激に全身で反応します。刺激に注意を向け受容するメカニズムは、生理的な反応と強く結びついているからです。成長につれて、生理的反応とパーソナリティの結びつきは弱まります。

こうした心と体の反応の現われかたは、どの年齢においても個人差があります。赤ちゃんは環境の刺激に対処しようとする中で、一定の生理的反応パターンを身につけます。そのスタイルは赤ちゃんによって大変異なります。

例えば、母親の過剰な刺激から逃れようとするとき、泣き続ける子もいれば、眠りに引きこもる子もいます。どちらも赤ちゃんが心と身体を過剰な刺激から守る方法です。「きちょうめん」な子だと、ストレスのたびに同じ方法をとるようになりがちです。

こうした生理的反応パターンは、成長にともなって消えていく場合もありますが、外界からのプレッシャーにいつも特定のパターンで反応するようになってしまう場合もあります。

怒り・顔面紅潮などで感情を表に出すタイプの人もいれば、ストレス時には引き込みがちになり元気がなくなるだけで、内面の苦しさを表に出さないタイプの人もいます。前者はまわりにストレスを与えるでしょう。

## 子どもの行動をまず受け入れることが大切

親は子どものこうした個性を変えてしまうことはできません。そこで親は、反応そのものを抑えようとします。熱心な親ほど、指しゃぶりなど、それ自体には意味のないありふれたできごとに注意を向けて騒ぎ立て、結果的にそれを強めて本物の問題にしてしまう傾向があります。赤ちゃんはみな指しゃぶりをします。そして興味がほかに移る時期まで続けるでしょう。(→4章参照)

指しゃぶりを気にする親は止めさせようとします。そしてかえって赤ちゃんの欲求不満を増大させてしまいます。つまり子どもの緊張緩和の唯一の手段かもしれない指しゃぶりを止めさせることで、逆に緊張を強いていることになるわけです。

したがって症状をやわらげるには、親が症状を強めないよう努力しなくてはなりません。親が子どもの行動を受け入れる態度なら、子どもは自分の感情を表現したりリラックスすることで、親の反応を得ようとするようになります。

## 嘔吐を固定化した例

これも赤ちゃんによくあることですが、ミルクを飲んだ後で吐いてしまうことがあります。この行為は不快を親に表現しているようにみえるので、子どもがそれで満足なのかもしれないとは認識しにくいものです。しかしこの行為は緊張や欲求不満に対処する一つの方法となりうるのです。

さらに、環境から十分刺激を与えられていない場合には、ミルクを吐くことで満足感を得ていることすらあるのです。いったん飲んだミルクを口に戻す反芻症は、まれではありますが、六カ月から一歳の間にみられるドラマチックな症状です。子どもは食事の後にベッドに横たわり、牛のように一度食べたものを口に戻してかみ、乳状にして再び飲み込むことを繰り返します。この反芻症は、環境から刺激を十分受けていないときに起こりやすいのです。

また反芻症には、環境からの刺激があっても適切でないという場合もあります。ほかの子にとってはともかく、その子にとっては耐えられないという種類の刺激を受けている場合です。

　ボストン小児病院に、過剰な刺激の後に決って反芻を起こす赤ちゃんがいました。あわただしい緊張した雰囲気のときや、落ち着きのない看護婦に食事の世話をされたときです。子どもが吐き始めると、看護婦が駆けつけて一生懸命気をまぎらわせ、一応嘔吐は止まりました。しかし子どもは一人になるとまた、全部吐いてしまいます。それはまるで注目されすぎて生じたストレスを、吐き出しているようでした。

　母親によると、生まれたときから九カ月になるまで、嘔吐が続いているとのことでした。新生児は正常でも多少は嘔吐するものですが、この家庭があるストレスにさらされていたこともあってか、母親は動揺しました。嘔吐が異常で止めさせなくては死ぬかもしれないと思い込み、過剰に反応したのです。医師に相談し、考えられる原因をすべて除こうとしました。ミルクの種類を頻繁に変え、食後に抱っこし、腸のレントゲン検査を受けたりして必死でした。

　しかし嘔吐に母親が過剰反応するうちに、赤ちゃんは吐くという反応をパターン化していきました。最初は刺激が過剰なときだけでしたが、やがて赤ちゃんはどんな刺激にも、吐くという特定の行動で反応するようになったのです。

　このパターン化のプロセスがわかったので、私たちは食事に関する心配や刺激を減らし、愛情豊かな看護婦が静かに座って歌を聞かせながら授乳するようにしました。その結果一週間のうちに好反応が現われたのです。授乳後の反芻行為が止み、体重が増え始めました。母親も納得し、子どもについての不安がなくなり、ストレスを感じないで授乳できるようになり、再び母子のきずなを結べました。

　今では吐くことがあっても母親はおびえなくなり、母子関係はうまくいっています。(→授乳の問題と情緒因子については、7章参照)

## 悪循環を断ち切るのに遅すぎることはない

　親は、どの年齢の子どもについても、その発達段階では普通のできごとに注目しすぎ、結果的にそれを強化してしまいがちです。

また、自分が促進しているのに気づいていないことがよくあります。気づいたときにすでに行動がパターン化されていたとしても、子どもの緊張を解き悪循環を断つのに、遅すぎることはありません。症状を緩和できれば、それはむしろ親子が「力を合わせてなにかをできる」という経験をしたことにもなるのです。

## 各発達段階で起こりやすい症状

それぞれに年齢相応のストレスがあります。年齢に応じて一定の心身症状があり、それらは発達段階に応じた正常で一時的なものだと認識すれば、ことさらに問題視しないですみます。

### ○歳

・疝痛と泣き――生後三カ月以内で、通常一日二－三時間
・指しゃぶり
・母乳児で排便回数が少ないこと
・便秘――食べ物の変更でやわらかくできるなら問題ありません
・発達にスパートがかかる時期の夜間覚醒
・食事拒否――八カ月頃の自分で食べたい欲求にもとづくときは正常

### 一－二歳

・食事の異常――食べ物をつぎつぎ拒否したり、一日一回しか食べないなど
・かんしゃくによる数秒間の息止め発作
・排便をがまんしてしまうなど、トイレットトレーニングの問題――通常はしつけ開始が早すぎたり強制しすぎによる

### 三－五歳

・登園前の腹痛・頭痛――男の子に多い
・腹痛――女の子に多い
・チック症、マスタベーション、ウソ、盗み、恐怖感、悪夢――攻撃感情の旺盛な男児で昼間にエネルギーを出しきれていない場合に多い

・一時的なおねしょ――男の子に多い

## 小学校低学年

・病気やけがに大げさな反応をする
・登校が不安なため身体症状に逃避する
・便秘
・病気や入院時の一時的なおねしょ
・緊張による頭痛、腹痛

## 思春期

・食欲不振
・大食
・初潮の多少の遅れ
・身体の成熟度についてのこだわり

以上のような症状は驚くほど頻繁にみられます。こうした症状について子ども自身も心配になることが多いものです。

もし親が過剰に反応すると、子どもの不安も倍加します。子どもは自分の不安は処理できても、親の不安までは処理できません。

親が必要以上に厳格だったり罰を加えれば、子どもは親の注意を引く安全なコミュニケーション手段として、身体の痛みを訴えたりもします。

## 子どもが痛みを訴えるときの対応

子どもがある症状を訴えるとき、親は重大な病気を見落としたり、真の欲求を無視してしまうことがあります。あるいは深刻に考えすぎて、子どもが親を操作するのに症状を利用するよう仕向けてしまったりします。

子どもが痛みを訴えるときには、それが重大なものかどうかまず確かめねばなりません。実際に確かめることで子どもを安心させ、心配のないことを態度で示すべきです。子どもは最初から無視されると、もっと親の注意を引こうとするものです。(→腹痛、頭痛については、9章参照)

子どもが大きくて、さまざまな症状が頻繁に現われ、親の注意を引こうとしているのが明らかな場合は、ほかに隠れた問題があります。症状はシグナルです。子どもは自分の不安をしっかり受けとめてくれる親を必要としているのです。

登校前の緊張による頭痛を取り上げてみましょう。もし親が、学校を休んで寝ているのを許すなら、この親は、問題を一層強めたことになります。問題は、家を離れることへの不安であり、授業や教師や友だちとの適応にあるのです。だから親が子どもを助けたいと思うなら、頭痛の裏にある真の問題に目を向けねばなりません。分離と独立に対する子どもの潜在的な不安について吟味するべきです。それを避けると、子どもをますます不安にし、親から離れられなくするでしょう。反対に、学校に行けない理由を子どもに説明すれば、頭痛は消えることが多いものです。

アスピリンを与えるだけで、不安について説明しないのは、症状そのものを無視するのと同様によくないことです。そして医師もまた、「そのうちよくなりますよ」といった助言にとどまり、こうした問題に悩む親子を援助する責任を回避しがちです。

たいていの場合、親は症状の裏にある子どもの不安を読みとれるし説明もできます。これは子どもの症状の裏に隠れている悩みを、意識化して親子で解決できるだけでなく、親が子どもを気にかけ理解し、助けたいと思っていることを子どもに知らせることにもなります。

## 不登校（登校拒否）の原因を探る

子どもの不安や悩みの本当の理由は、子どもに聞いてもなかなかわからないでしょう。しかし、症状の裏には不安や悩みがあるものだということを、子どもに説明しながら、これはと思う原因に当たっていくと、容易にわかるものです。ポイントにふれると、子どもの表情や態度が明らかに変ります。肩の荷を下ろしたようにくつろいで微笑を浮かべたり、あるいは話題を避けたりするでしょう。

不登校はそのよい例です。学校に行きたくないことを言葉ではいわず、朝の腹痛など身体的な症状で訴えることがよくあります。通常それは自立への不安、学校に行っている間になにか起こるかもしれないという恐怖と関係している場合が多いのです。両親は症状についてではなく、こういう不安を話題にして励ませばよいのです。

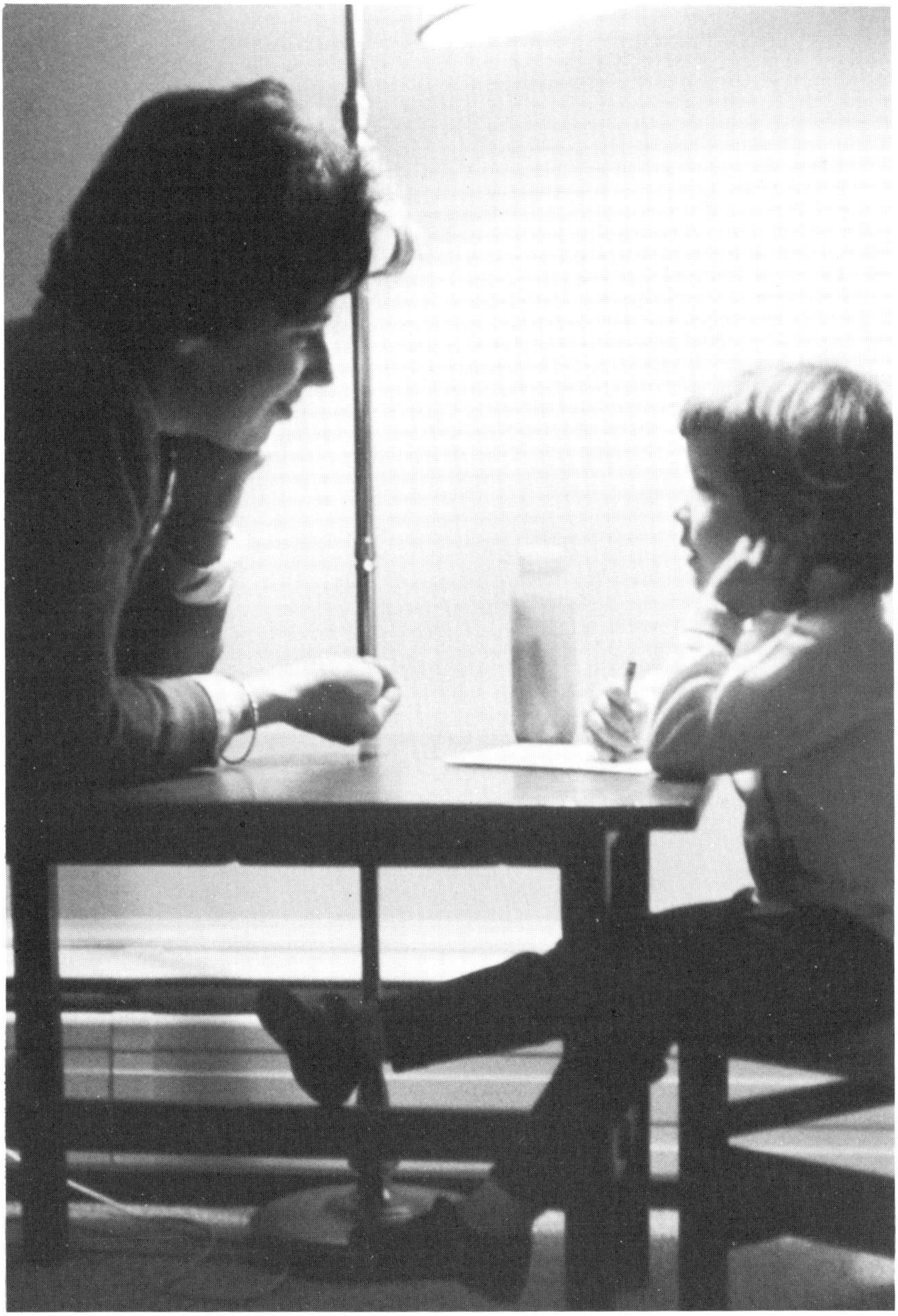

『学校に行きたくないのね。先生や友だちのことが不安なのだと思っているようね。でも本当は家や私から離れたくないのかもしれないわね。

大人になるって大変なことだけど、あなたも大きくなったことだし、お父さんやお母さんは、あなたが一人立ちするのを手助けしたいのよ。

もしかすると、学校に行っている間に私になにか起こるんじゃないかと心配してるかも知れないけど、たぶんなにも起こらないわよ。万一なにかあっても大丈夫。私はもう自分のことは自分でできるから。

私のことが心配になるのは、私になにか悪いことが起これぱよいのにと、心のどこかで思っているせいかもしれないわね。子どもは誰だってそう思うことがあるのよ。それにそんなことが本当に起こっては困ると思っているのも本当でしょ。だから自分を責めることはないわ。

あなたが学校に行きたくない理由は、たぶんこれじゃないかな。』

子どもが話題を変えるようなら、核心にふれたと思ってよいでしょう。こんなふうに解釈してあげることは、子どもが自分自身を理解するのに役立ちます。子どもの訴えを注意深く聞くことと、そうした症状の起こる理由を解釈してあげることは、ほとんどの子どもに、とくに正常発達の子どもには効果的です。

こうした対応は、親子のオープンなコミュニケーションの延長であり、こうしたコミュニケーションがもてること自体が重要なのです。(↓恐怖については、2章参照)。

## クループの呼吸困難への対応

不安や緊張は子どもの身体の病気を悪化させることを知っておいてください。クループ(↓10章参照)はよい例です。

これは夜間、突発的に起こる呼吸困難で、小さい子が風邪をひいたときに合併します。ひどい嗄れ声になり、呼吸困難のためおびえます。これは喉頭の浮腫によって気道が狭まり、肺に空気が入りにくくなるためです。

息ができないので子どもは怖くなり、そのためによけいに酸素が必要になって、呼吸はますます浅く早くなります。緊張は喉頭攣縮を引き起こし、気道をさらにせばめます。

この特効薬は蒸気で、喉頭攣縮を緩和し組織の浮腫を減少させ、空気の通りをよくします。蒸気を立てた室内で、親が自信をもって子どもに対応し落ち着かせられるなら、クループの苦痛の九五パーセントは家庭でやわらげることができます。反対に親が不安になれば、子どもの不安も増し喉頭攣縮を悪化させ、緊急入院ということになりやすいのです。不幸なことに入院すると子どもはさらにおびえて気道閉塞は悪化し、気道を開くために外科的処置が必要になることさえあります。

したがって親がすべきことは、自分を落ち着かせて不安が子どもに伝わらないようにし、事態を深刻にしないことです。

## 両極端になりがちな「家族性」心身症
### ――喘息の場合

家族にすでに心身症の人がいる場合は、子どもが症状を起こすと親はより不安になりがちです。親が特定の病気や症状を抱えている場合には、同じことが子どもに起こると症状はわるくなりやすいのです。

例えば、初めて喘息発作に見舞われた子どもは息ができずおびえます。そのとき父親が喘息発作の経験者なら、どんなにつらいものか知っているので過剰に反応しがちです。そしてその不安が子どもに伝わると、発作はさらにひどくなります。

アレルギーの素質が遺伝する可能性があることは事実です。しかし身体症状にあまり注目しすぎると、症状がさらに悪化しやすいのです。また親によっては、不安を打ち消そうとして病気を無視し、単純で効果的な治療を提案しても実行してもらえないこともあります。

例えば、喘息は恐くないと思いたいために、家から猫や羽毛布団を除こうとしない親は多いものです。こうした親は、子どものつらい喘息発作を予防する薬さえ長いことためらいます。というのは、子どものゼイゼイはじきに消えるという希望を失いたくないからです。

子どもが喘息を怖がると、発作がひどくなり治りにくくなります。喘息のような病気は、適切な処置がとられないまま一定期間をすぎると、いろいろな不安の表現手段になります。

母親の心配そうな顔を見ながら、ゼイゼイヒュウヒュウやっている四歳の男の子がいました。母親が病室を離れ冷静な看護婦や医師に代わると、この子の不安やゼイゼイは治まりました。これは医学の魔法ではありません。（→喘息については、11章参照）

## ストレスに誘発される諸症状

要約すると、これらの症状は仮病ではないし、その子の弱点と単純に考えても意味がありません。こうした症状に頼ることを止めさせようとすると、かえって悪化するでしょう。

というのは、症状の裏には別に原因があり、その不安に対処する一つの方法として、症状が起こっているからです。それがなにによる不安か親にもわからないことも多いのですが、子どもの不安の大部分は、成長にともなう正常なストレスに起因しています。親が子どもの症状について心配しすぎると、子どもは自分の気持ちを言葉でなく、身体症状で表現する習慣がついてしまいます。習慣になってしまうと、子どもの力だけでは止められないものです。

## 子どもの症状にどう対処するか

親がすべきことは、まず重大な身体の病気がないか確認することです。つぎには、症状の裏に隠れた原因を見極め理解することです。精神運動発達に問題のない子なら、つぎの発達段階になるまで様子をみるのがよいかもしれません。

症状が生活の重大な妨げになり、その症状に固着している場合には、親は少なくともつぎの三つの方法をとることができます。

一番目は、子どもの生活に余計なプレッシャーをかけないで、子どもが自信をもつようにしてあげることです。

二番目は、表面的な症状だけを見るのではなく、その裏にある子どもの葛藤に注意を向けることです。これはなかなかむずかしいことで、親が自分の子どもなのに理解できない理由として、ここでのつまづきが多いのです。親自身が問題を抱えていたり、子どもの問題が両親の葛藤と関わっている場合には、子どもの葛藤はさらにみえにくくなります。

子どもが問題を起こすときのもっとも多い原因の一つは、両親間の緊張です。両親は子どもに欠陥を認めるとすぐ、お互いを非難します。家庭が緊張すると、子どもはつぎつぎ問題を起こすようになります。幼い児の呼吸器感染症が、子どもをおいて両親が旅行に出るときや引越しの直前に多いことを、私の町の幼稚園は報告しています。

このように、ごく普通の家族の緊張でも、子どもは症状を起こすことがあります。こんなときには、たとえ困難なことでも、問題にまともに取り組み、協力して解決しなくてはなりません。

親は子どもの葛藤を探り、言葉で子どもに説明しましょう。隠れた原因を子どもに話してあげることで、子どもは自分自身を理解できるようになるし、同時に、両親が自分を理解しようとしていると感じられるようになります。

三番目に、こうした親の努力だけでは解決しないときや、子どもとしばらく離れた方がよい場合には、ほかの人に救いを求めましょう。理解ある教師、医師、カウンセラーなどが相談にのってくれるはずです。

## 医師と信頼関係を結ぶ

子どもの問題すべてに関心をもつ医師は、これらの予防と治療に大きな援助ができるでしょう。医療が専門細分化された現代では、子どもの問題を全面的に援助できる医師は多くなく、家族と協力して問題に当たってくれる医師を探し当てることは大変価値があります。小児科医や家庭医がこうした役割を引き受けてくれるでしょう。

問題解決に医師の援助を得たいと思ったら、隠しだてをせず協力できる信頼関係を打ち立てることが大切です。心配していることをありのままに話し専門的なアドバイスを受けて、子どもの成長に見通しをもつようにしなくてはなりません。

子ども自身も大きくなれば、直接医師と相談できるようになります。親はこうした積極的な子どもと医師の信頼関係を見守ってください。そうすれば医師は客観的な第三者として、また子どもの親友として相談に応じられます。医師はまた、症状の裏に隠された真の原因を洞察し、子どもに解説することもできるでしょう。これらのことは病む子にとって大変有意義です。また子どもが直接医師と信頼関係がもてれば、一層効果的に心身症の悪循環を断てるでしょう。親が心配しながらも見守るしかないときに、治療に往診した医師を子どもが喜んで迎え安心するのは、いつ見ても印象深いものです。

ある六歳の子は、主治医がアドレナリン注射で喘息発作を止めたときにこういいました。

『もし先生がもっと早くからいてくれてたら、発作にならずにすんだのに』。

小児科医にとってはこの信頼関係こそ価値あるもので、この信頼を得るために時間をさき努力するのです。

こんな場合に医師が家族全体をよく知っていると、親にとって本当に救いになります。残念ながら家庭医は家族全体を知っていても忙しすぎるために、必要な助言をしないで『心配要りませんよ』と親を励ますだけのことが多いようです。

心配な親は、かかりつけの医師に特別に時間をとってもらい、医学の専門家として助言するよう頼みましょう。それでも十分でなければ、子どもの問題に詳しいセラピストに相談するのがよいでしょう。総合病院で精神医学的あるいは心理学的評価を受けるのもよい方法です。親がこれくらい熱心になれば、子どもの問題は明らかになってゆくはずです。そして親は子どもの問題に救いの手を差し伸べることができます。

こうした処置が早いほど、問題が深刻化する危険は少なくなり、子どもも素直に治療に取り組めます。治療にとりかかるまでの最初のハードルが乗り越えられれば、その効果は子どもをはじめ家族全員に現われます。

早めに第三者の助言を求めるのは、子どもがその後に心身症問題を起こさないためにも役立ちます。

## 子どもの行動は発達状況と親の態度に左右される

本書では親と子の双方の問題を扱っています。各章の葛藤と緊張の回避方法が、読者の役に立つことを願っています。

幼児期はほかのどの時期よりも魅力的なすばらしい時期であるべきです。あまりに生真面目な親は、子どもの発達に問題がないかと探し求めます。私自身も子どもと楽しくすごし余裕をもって育ちを見守れたはずの時期に、正常から外れていそうな事柄につい目がいき、貴重な時間を心配で無駄にした経験があります。

親に外部からプレッシャーがかかるときは、意識的に「子どもの時間」を作って、親子で楽しむようにしたらよいと思います。親と子はよくもわるくも情緒的に反応し合うものだとわかれば、子どもの成長過程でよりよい役割が果たせます。

本書で述べた考えは、マサチューセッツ州ケンブリッジでの三十年間の小児科医経験にもとづいています。幸運にも私は、社会経済的に幅広い範囲の親から相談を受け、一緒に考えることができ、子どもの発達状況と親の態度を総合的に考えるよい機会をもつことができました。親たちは協力的で、子どもの行動を理解しようと私以上に熱心に取り組んでくれました。親と私が話し合ううちに解決することもあれば、専門的な治療が必要なこともありました。こうした経験のなかから親も私も、それぞれの子どもの行動を理解していきました。本書に述べた解決法は、実際の経験――ケンブリッジの何千もの家族と私が一緒に体験した――から得られたものです。

個々の臨床経験だけでなく、私は幸運にもボストン小児病院で、多くの著名な研究者とともに、これらの問題を検討することができました。さらに大きい研究組織である「小児発達協会」でも、心理学者、社会学者、教育者、看護婦、医師など約八千名の会員が熱心に子どもの問題に取り組んでいます。

## 今日の小児医学

過去十三年間、私はハーバード大学医学部とボストン小児病院で、小児行動科学特別研究を指導してきました。このプログラムには四十名余りの小児科医が参加し、熱心な討論を積み重ねました。今日の小児医学は病気の治療にとどまらず、若い家族に重要な予防医学の役割を担うようになってきています。小児科学会には「心理社会的発達に関する委員会」ができ、小児科医は卒後教育でも正常発達を学ぶよう勧告されています。

これまでの医学教育は病気とその治療に重点がおかれてきましたが、最近の若い医師や看護婦は、正常発達の子どもと家族を理解し援助するための教育を受けています。こうした医師や看護婦は、小児医学が若い家族のニードに合わせて変化しているのを理解できるでしょう。

ボストンにある私たちのセンターでは、医師に（ごく最近は看護婦や心理学者にも）二年の研究コースを提供して、正常小児発達とそれを支える家族の役割の理解を援助してきました。参加者は、医師、看護婦、心理士としてすでに十分経験を積んだ人たちで、ここでは発達の広範な文献を読んで学習し、その技法を応用して幼児の情緒、認知、運動発達を実際に評価します。子どもの能力や親の悩みへの援助方法はいろいろありますが、研修生は自分に使える方法がどれか、また実際にどう使えばよいかを学びます。

私たちはこれまでの経験で、親子関係のトラブルを理解し援助するには、子どもの行動から直接「ききとる」能力が、もっとも力を発揮することを知りました。子どもの行動を「きく」能力、つまり観察力があれば、子どもの遊ぶ様子、ストレスにさらされる様子、親の元に戻ったときの様子を観察して、家族にかかるプレッシャーを洞察できます。これらの観察結果を親子にフィードバックすることで、問題に直面している親が自分の役割を理解するのを援助できるでしょう。

## 「心をきく」技法　――ルーシーの場合

この「きく」ことのエッセンスを、ルーシーの例でみてみましょう。この子は睡眠障害のために私たちのセンターに紹介され、研修中の小児科医が担当しました。ルーシーは澄んだ瞳と巻毛のかわいい七カ月の赤ちゃんでしたが、いっときもじっとせず、両親はどちらもゆっくり抱くことができませんでした。というのは抱かれるとすぐに『おんり』を連発し、もがいて下に降りようとするのです。抱き続けると泣き叫び思い通りにしたがって両親を困らせました。

両親は医師で、父親は四十歳の生理学研究者、母親は三七歳の内科専門医でした。夫妻が結婚後十年目に子どもをもとうと決心したとき、二人はそれぞれの専門分野で第一線に立っていました。トーマス夫人は、出産の決意をするまでがどんなに大変だったか述べました。

『私は人生のある部分で確実に成功していました。なぜ他の部分で失敗する危険をおかしたんでしょう。そして今まさにその失敗に直面しています。

ルーシーはよく寝てくれません。一晩に何回となく目を覚まします。三時間毎に彼女の部屋に行かねばなりません。一緒に寝ようともしました。でもそうすると、私たち二人とも眠れないのです。そこで交代に行くことにしました。つまり私が見に行ったら、つぎは夫、そのつぎは私というわけです。でもすっかり疲れてしまい、二人とも仕事が全くできません。親として完全に失敗したようです。ルーシーに振り回されて、どうすることもできません。

いったいどうしたらよいでしょう。』

このときトーマス夫人の声は、すっかり打ちひしがれていました。

トーマス氏は、妻が救いを求めて話している間中相づちを打ち、最後に『どうしたらよいでしょう』と彼女が訴えたときは、全くといわんばかりにうなずきました。彼も手の打ちようがないといい、この点で妻と一致していました。

一方ルーシーは両親にはおかまいなしに部屋中を這い回りました。部屋の隅の家具から反対側の家具へと往復し、たどり着くたびにつかまり立ちしようとしました。ルーシーの運動能力は年齢以上で、九ー十カ月児のようでした。いくらか興奮して駆り立てられているようにもみえました。転んで頭を打つと両親があわてて駆け寄りましたが、ルーシーはほとんど泣かず、抱いてあやそうとする母親を振り切って、室内の別の場所を探険し始めました。

『見てください。彼女には私が必要でないみたいです。ここは初めての場所なのに私よりずっとリラックスしています。彼女はあなたを気にしていないのに、私は自分をみていただくことに緊張しています。

ルーシーには親が必要でないようにみえるのに、私たち夫婦は自分自身の生活を諦めて、彼女のためにしなくてはならないんでしょうか。』

トーマス夫人は、活発すぎるルーシーに怒りを感じていることも、自分が挫折感や無力感を抱いていることも隠しきれないでいました。

担当医は、こうした感情が、夜ルーシーに起こされたとき態度に出ているに違いないと意見を述べました。

するとと父親はいいました。

『ルーシーは寝ぼけていてもサークルベッドの柵につかまり立ちして、金切り声で泣くんです。泣き止むまで放っておこうとしましたが、いつも根負けしてしまいます。あまり長く泣かせると、すっかり目覚めてしまって、もう寝かしつけられなくなるんです。

私たち二人とも、いつも疲れてイライラしているので、夜だけでなく昼もルーシーによい顔ができません。私たちを助けてください。』

二人のベテラン医師はこんなふうに、親としての無力感と絶望感を、年下でまだ研修中の医師に打ち明けてくれたのです。

若い女医であるファイネス医師は、両親の無力感と不安を、共感をもって理解できました。

問題の原因を探る話し合いのなかで、ルーシーが「最初から」両親をてこずらせていたことがわかりました。子宮の中にいるときから活発で、妊娠後期の三カ月間トーマス夫人は夜ほとんど眠れず、生まれる前からルーシーを恐れていたのです。さらに生まれた直後から活発で極度に敏感でした。しかしまた、両親にはルーシーが、生まれた日から驚くほど完全に人間としての機能を備えているようにみえ、何の問題もなく育つだろうと思ったのです。

トーマス夫人はつぎのように話しました。

『彼女は母親の私より母乳の飲み方をよく知っていました。だから彼女の思い通りにすれば、うまく行ったんです。万事がそうでした。

でも彼女の思い通りにできないときは、かんしゃくを起こし、夫も私もどうしたらいいかわかりませんでした。』

夫はうなずきながら聞いていました。

『本当の危機は、三週間目に始まりました。毎日夕方になると人騒がせが始まり、典型的な仙痛で私たちをあわてさせました。

この子の主治医は私たちの友人なのですが、「じきに治るよ」とか、「あなたたちが落ち着けば彼女も落ち着くよ」というだけで役に立ちませんでした。いまだに治らないし私たちも落ち着けないんです。

彼女は私たちよりタフなんです。』

夫妻が悪戦苦闘しているのは睡眠の問題だけではありませんでした。授乳の問題（面接中にルーシーが授乳を拒否したので、夫妻はこの問題について話し始めた）と、しつけの問題（夫妻はルーシーに「ダメ」が言えないでいた）が明らかになったので、ファイネス医師は、これらはむしろ両親とルーシーとの相互作用全般の問題ではないだろうかと意見を述べました。

トーマス夫妻はこの意見に同意し、ルーシーはそれがわかったかのようにファイネス医師の膝によじ登りました。そして抱き上げられると、ここなら安心して眠れるといわんばかりに、しばらくの間この若い女医の肩にもたれかかっていました。

トーマス夫人は嫉妬気味に、『彼女にはもうあなたがわかったみたい』といいました。

ファイネス医師は、静かにもたれかかる赤ちゃんの頭越しに、両親に話しかけました。

『ルーシーはすばらしく能力のある早熟な赤ちゃんのようですね。でも彼女もあなたたちと同じように絶望しています。彼女自身も解決を求めているようですよ。』

ルーシーのそのときの行動（医師に抱かれ肩をもたせかけていた）はまさに、解決法を探し求めているようにみえました。思い通りにするよりもっと安らげる状態はなにかを。

両親と若い医師の意見は一致しましたが、ルーシーにそうさせておくのは、両親のどちらにも心地よくありませんでした。医師と両親は、親の無力感の原因について話し合いました。母親は、ルーシーの頑固で一度決めたら後に引かず、不当な要求をする性格について話し始めました。それは両親の経験不足感と釣り合っていました。つまり両親が不安や弱気な態度をとると、ルーシーは断固とした強気の態度になったのです。

両親が親として未熟であると感じる裏には、自分たちは他の部分では成功しているという自負がありました。この自負が無力感に拍車をかけました。親としても成功したいと思うことが逆に無力感を強め、さらに親の責任を投げ出したいという怒りにも似た感情につながったのです。

ファイネス医師は、夫妻が過去にもこんな無力感をともなう体験をしたかどうかたずねました。こうした記憶があれば、現在の状況への対応策を考える手がかりになるからです。

トーマス夫人はせきこんで話し始めました。

『私が赤ちゃんを欲しいと思わなかったのには理由があります。母が弟の世話をするのを見ていたからです。弟が生まれたとき私はまだ六歳でしたが、母が弟に振り回されているのがわかりました。

父はそういう母をばかにして、「女ってそういうものさ。相手が赤ん坊でも、命令されたがるんだ」と、いっていました。

私はそう言う父が嫌いでした。そんな女には絶対にならないと心に誓ったんです。

たった四歳の弟が、きれいにして外出しようとする母に向かってこういうのも聞きました。「ママはお家にいなさい。ママは台所の人でしょ。」こんな記憶が、私を「台所」にへばりついていないですむ職業に、私を駆り立てたのです。

それなのに、むかし母がそうだったように、今ルーシーに振り回されているんです。』

思いがけない告白を涙ながらに語り、トーマス夫人はこうつけ加えました。

『これまで母と弟の関係を、自分とルーシーに引き比べてみたことはありませんでしたが、私は母のパターンを引き継いでいるようですね。』

トーマス氏は、妻の感情爆発にびっくりしました。

『君がどれほど私の助けを必要としているか、気づいてなかったよ。もっと助けが必要だったんだね。

私も自分の育った家庭の問題を引きずっているんだ。父は家庭のことは母に任せっきりで、決めたり助けたりしなかった。だからそんなものだと思っていたんだ。ルーシーのことばかりでなく私は家庭のことに積極的じゃなかったね。私はたぶんルーシーの強さを素晴らしいと思っていたんだ。でもその強さに君が不安を抱いていることが、私もよくわかった。一緒にがんばってルーシーを助けよう。』

トーマス夫妻の無力感の裏にある問題が、こうしてかなり明らかになりました。ルーシーになにが必要か、ようやく説明できる状態になりました。ファイネス医師は子どもが問題行動に駆り立てられるとき、親がしなければならないことについて説明しました。

ルーシーが夜目覚め絶えず動き回り、授乳を拒否するのは、両親がこれまでやってきた、してよいこととわるいことの、しつけの基準が曖昧だったせいではないかとファイネス医師は考えました。ルーシーは親に判断基準を示してもらおうとして、そうした行動に出るようにみえたからです。そこで彼女は両親の役割の重要さを認識するよう励ましました。またルーシーがすばらしい魅力的な子であることを指摘して、両親を安心させました。また当分医師の協力が必要だという両親の考えに賛成しました。両親は具体的にどうすればよいかをたずねました。

ファイネス医師は睡眠パターン改善のしつけについて説明し始めました。しかしトーマス夫妻はとうていこの指示に従えないと感じたようで、顔を曇らせうつむきました。

私たちの相談クリニックでは、研修生はマジックミラーの後ろから観察され、サポートされます。研修生（ここではファイネス医師）は家族歴を聴取し子どもを評価したら、少し休むよう親にすすめます。そして観察していたスーパーバイザーと別室で協議し、問題の理解を深め援助の方針を立てます。この時間に家族は自分たちで相談し、隠していた心配事を確認し合うでしょう。

このケースでは両親の心の深部に葛藤があり、ルーシーの扱いかたのアドバイスが素直に受け入れられないようでした。この深層の葛藤が口に出して語られるまでは、どんなアドバイスも無駄でしょう。夫妻はこうしたアドバイスを、主治医からもこれまでもらっていたに違いありません。それに従えなかったのですから、さらにアドバイスをしたところで失敗に終わるのは目に見えています。

担当医とスーパーバイザーは、夫妻の葛藤にはもっと深い原因があることと、それを夫と妻それぞれ別々に話し合って探る必要があることで一致しました。

彼らが診察室に戻ったとき、ルーシーはトーマス氏の腕の中で眠っていました。ファイネス医師はそれまでの面接でわかったことを要約して伝えました。

ルーシーは大変しっかりしているが不安をもっているように思えること、したがって両親とルーシーの関係を見直す必要があることの二点でした。ルーシーに必要なのは、どこまで許されるかの明確な基準を示すことだと思われました。

トーマス夫人は自分とルーシーの関係について熱心に話しました。彼女はルーシーが生まれたときの喜びを語りました。しかし同時に、自分も母親と同じことを繰り返しているという無力感も感じたことを打ち明けました。ともかく今日それについて語り合ったことで、自分がかつての母親のようになることを恐れていたことを、初めてはっきり自覚したのです。

そしてまた夫人の母親は立派な人でした。

『おそらく私は、自分が母親に及ばないと恐れているんです。本当は母のようになりたいのです。』

夫人は、自分が母親に両価的な矛盾した感情をもっているのに気づき不安そうでした。ファイネス医師はルーシーが健全に育っていることを話して安心させました。トーマス氏は妻を支える役割を果してバックアップするつもりだと宣言し、ルーシーの睡眠について特別なアドバイスを求めました。夫妻は熱心に話を聞き、アドバイスの一語一語を吸収しようとしているようにみえました。

話が終わると夫妻はルーシーをやさしく抱き上げ、帰るときにはかなり落ち着いているようでした。

二週間後に彼らはにこにこして再び訪れました。ファイネス医師にどんなに感謝しているか語りました。前回の面接で、親として行動するとき深層にあった葛藤に、目を向けるきっかけを作ってもらったおかげで、自分たちの役割をよく理解できるようになったのです。

トーマス氏は妻の代わりにルーシーを落ち着かせられるようになり、朝夕は相手をするようになりました。

『もうルーシーが恐くありません。』

トーマス夫人はどれほど気持ちが解放されたかを繰り返し語りました。

『私は二つの人生を生きています。母親としても、以前からの自分としても存在できるんです。奇跡のようです。おかげで自分が逃げていたのがわかりました。逃げる必要がなくなったから、奇跡が起こったんですね。

ルーシーは変わりました。彼女は、私たちが彼女と一緒でどんなに幸せだと思っているか知ったんです。だからもう私たちを困らせる必要がないんです。みんなで喜びをかみしめています。

ルーシーは最初の夜いつものように泣きました。私は彼女のところに行き、はっきりと「ねむりなさい」といいました。信じられないことにルーシーは眠りました。一晩中よく眠って、私も幸せでしたが彼女はもっと幸せそうでした。ルーシーはまだほんの赤ちゃんで、恐い怪物じゃないことがわかりました。今は本当に彼女はすばらしいと感じています。』

## 心理学的小児医学の成果

この子のような場合、小児科医は、親が自分自身の葛藤のために自信をなくしているのに気づけば、後はむずかしいことはありません。必要なのは、こうした葛藤が明らかにされ理解されることです。

子どもとよい関係を結ぶには、親がはっきりと決定を下してあげる必要があります。それができない場合は親自身が葛藤を抱えていることが多いのです。小児科医にできることは子どもを観察することと、親が過去の関係を理解できるよう手を貸してあげることです。

ルーシーの両親は自分たちの不安を処理できたので、少しの援助で驚くほどの立ち直りをみせました。自分たちの育児行動が、自身の生い立ちに支配されていたことをすぐに理解したようです。そして、どうしてそういう生き方をするようになったかを検討し、明らかにできるだけの強さをもっていたのです。ルーシーの睡眠やそのほかの問題を改善するには、このような作業が必要なことを、トーマス夫妻は指摘されるとすぐ理解できました。ルーシーとの関係を理解するのに必要な、自分たち自身の深層心理を検討する作業ができたのです。

相談までの経過を考えると、短時間でそれができたことは奇跡のように思えますが、そのわけは夫妻が自分たちも気づかなかった感情を洞察できたからです。洞察できたから、睡眠や食事やしつけのアドバイスを受入れられるようになり、この奇跡が起こったのです。私はこの種の心理学的小児医学がもっと一般的になることを願っています。

本書は『レッドブック』誌に掲載した文章をまとめたものです。本書が読者のみなさんの役に立つとすれば、それは、私を信頼し協力してくれたたくさんの家族のおかげです。

# 第一部　愛することと恐れること

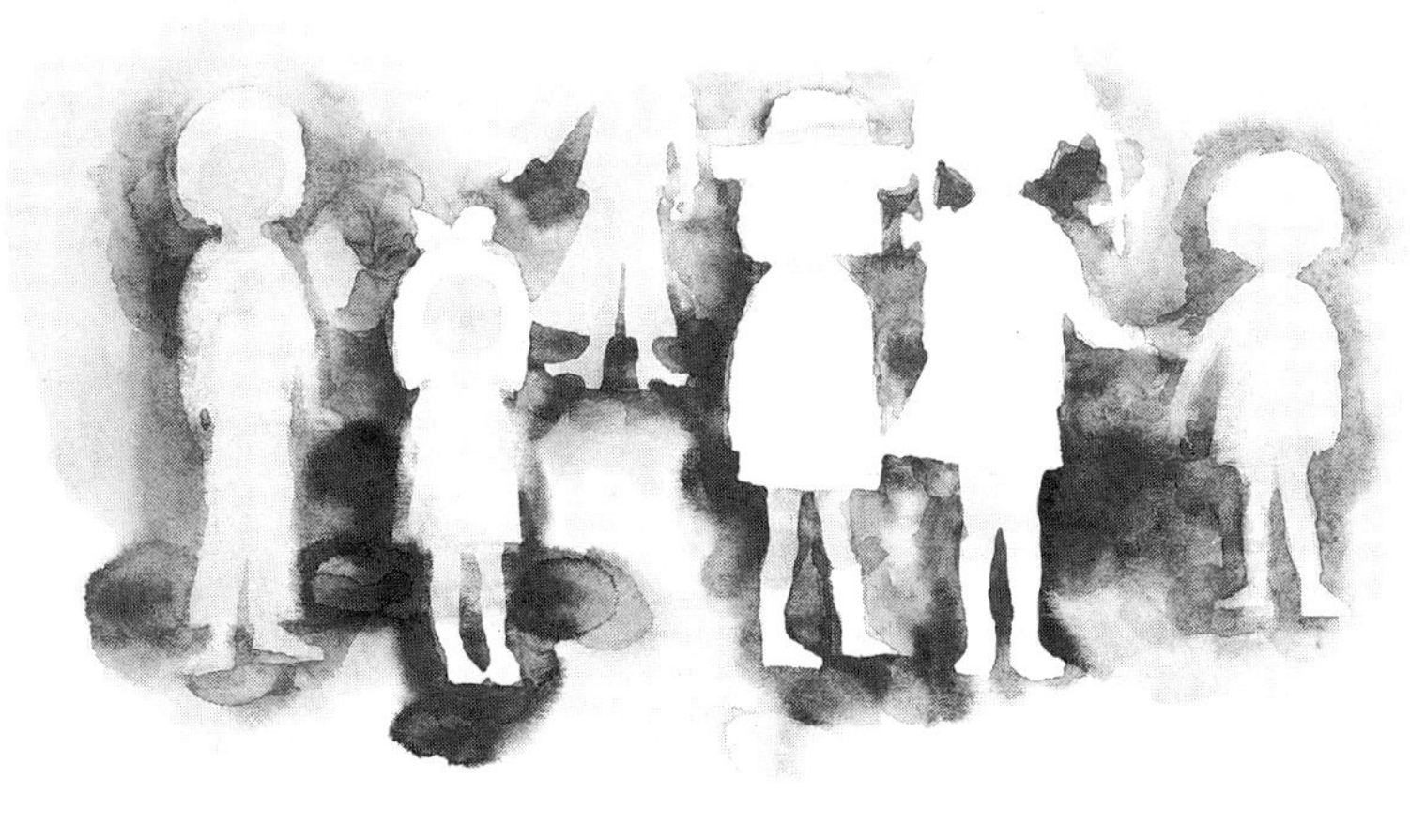

# 1章

# 赤ちゃんはどのように愛をまなぶか

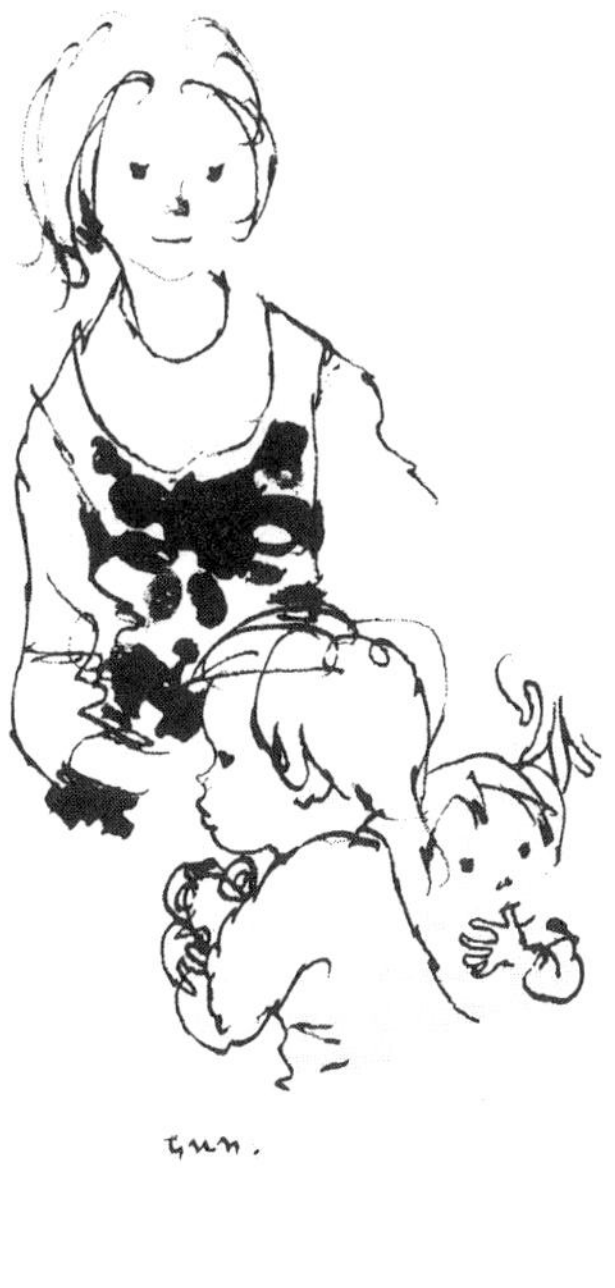

若い親は、私の小児科クリニックにくると、決って質問します。

『私が赤ちゃんにしていることは、間違ってないでしょうか。』

そして、『赤ちゃんは、自分が愛されていることをどうやってわかるんでしょうか。』

最初の質問は、育児の一つ一つの段階を、すべて間違いなくたどりたいという親の願いによるものです。今の時代には確かな生き方の目標といったものがなく、親もまた子育ての目標がないために、こうした質問が出てきます。そして、親が子育てのステップを踏んでいくのを助ける家族は身近にいません。

また、かつて子育てをした経験者たちは、スポック博士の育児法を唯一の道しるべとしていて、若い親たちをかえって迷路に誘います。例えば、若い親たちは、赤ちゃんを刺激すべきかどうか、ほめてしつけるべきか、育児講座に参加した方がよいかどうかなどと迷います。

育児情報は豊富で、しばしば矛盾しています。多すぎる育児情報にあえぐ親に、さらにアドバイスするのがためらわれるほどです。しかし異なった見解がたくさんあるのは、ある意味ではよいことです。親が個性的な答を発見するのに役立つかもしれません。少なくとも若い親は答が一つしかないと思い込んだり、それがみつからないと悩む必要はありません。

私の提供するのは特別なアドバイスではありません。私のすすめるのは、「あなたとあなたの赤ちゃんに最善と思えることをし、一番楽しい時間を一緒にすごしなさい」ということに尽きます。こうした答えは、その場しのぎの単純な解答を求める人をがっかりさせます。でも本気になって答を探す親にはわかってもらえるでしょう。

私は親の「よき本能」に従うようすすめます。「よき本能」とは、直感、自分たちの過去の体験、自分と子どもが直面する状況から学ぶことの三つです。

「よき本能」に従っていれば絶対安全というわけではありません。うまくゆかないときもあるでしょう。その場合はやりかたを見直し変更しようと考えるはずです。そのときに具体的になにをすべきかはさほど重要でなく、大切なのはあなたがその困難にどう対処するか、そして困難の源である子どもにどんな感情を抱くかということです。いいかえれば、あなたが赤ちゃんを常に気にかけることこそ、赤ちゃんが受けとりたい一番大事なメッセージなのです。

それでは、あなたが赤ちゃんに気を配っていることを、赤ちゃんはどうやって知るのでしょうか。

親は誰でもわが子の心配をするものでしょう。また、よかれと願って(失敗したとしても)、育児に取り組むものでしょう。

親の気持ちはみな同じですが、親自身の問題から解放され子どものニードにどれくらい耳を傾けられるかは、人によりさまざまです。自分の問題をさておいて、子どもがあなたを必要とするときを知り傍らで見守るのは、決してたやすくありません。そして、表面に現われないものを感じとってあげることは、もっとむずかしいのです。

## 愛のダンス

私たちボストン小児病院のスタッフは、両親と赤ちゃんのきずなの発達過程を研究しています。

エドワード、トロニック、ハイデリーゼの各博士と私は、親が赤ちゃんの世話をするさいに伝えるメッセージの記録と評価を試み、情緒や知能の乳児初期の発達を研究しました。親と赤ちゃんが向かい合って遊ぶところを観察します。研究所で撮影されながら赤ちゃんと自然に遊ぶのはむずかしく、ストレスのかかった状態といえます。にもかかわらず、親と赤ちゃんが相互に働きかけていると推測できる行動パターンが、三分以上も観察されました。

ビデオテープをゆっくり再生して分析すると、両親が赤ちゃんと「快適な」ひとときをもつ場合にはいつでも、明らかなエピソードが認められました。そして彼らが観察中に楽しいひとときをもてない場合(例えば、両親が適切に養育できないための体重増加不良児や、赤ちゃんが親の拒否感情を引き起こしている場合など)、私たちは明白に失敗の様子をみてとることができました。

赤ちゃんをリクライニングチェアーに寝かせ、母親は抱き上げずに話しかけたりあやすよう指示されました。

母親は部屋に入ると、まず赤ちゃんに優しく話しかけ、最初の挨拶として赤ちゃんの足やお尻に手を当て、それから語りかけ始めます。赤ちゃんはその出会いのとき、母親に明るい微笑みで挨拶し、少しずつ母親に注意を集中します。つぎの三分間に彼らは互いに合図をかわしながら、一種のリズミカルなダンスを一緒に踊ります。赤ちゃんはいつも母親の顔を見、表情を輝かせ、その両手・両足を優しくお母さんのほうへ広げ、ついで自然な状態に曲げ戻しながらリズムをとりました。

記録フィルムをゆっくりまわして赤ちゃんの眼を観察すると、赤ちゃんがお母さんの試みに強い注意を払っている様子と、リズムに合わせて眼をやわらげている様子とを、自然に交互に繰り返しているのが見られました。

ときどき赤ちゃんはお母さんの強い視線を「避ける」かのように、別の方を向きました。これは、赤ちゃんがまだ脆弱で、未熟な自分の心臓と肺に負担がかかりすぎないように、お母さんとのやりとりを調節しているのです。

お母さんのアプローチに強い関心を示す状態と、無関心な状態は一分間に四回位の周期で繰り返しました。これはスローモーションでようやく捉えられる現象です。直接観察では、赤ちゃんが注意深いおだやかな表情で母親に応え、母親を心地よくしている様子だけがみてとれました。

スローモーションで母親のほうを観察すると、彼女もやりとりゲームを演じているのがわかります。母親はほとんど常に赤ちゃんを見ていて、リズムにのり赤ちゃんと遊びます。赤ちゃんの腕にふれては離し、リズミカルに軽く叩いたり、擦ったりしながら楽しく一緒にすごします。赤ちゃんと同期した絶妙のタイミングで、微笑んだり声かけをします。赤ちゃんを見るときには優しく顔をあげ、気持ちをゆるめたら少しうつむきます。彼女のリズムと動きは、赤ちゃんが注意を向ける周期に合っています。普通速度でフィルムを回し母親を観察すると、優しく穏やかな表情を浮かべ、赤ちゃんと一緒に声と表情の「ゲーム」を演じているのがわかります。

このように注意を向けたり緩めたりするリズムは、「フィードバック」システムとよばれる重要なコミュニケーションシステムによるものです。お母さんと赤ちゃんは互いの合図とリズムを同期させるとき、単純なメッセージ以上のものを感じとっているのです。このふれ合いや同期の感覚は、母子が互いに、「私たちは本当につながっているのよ」と伝えあっているようにみえます。私たちはこの現象を、赤ちゃんが生まれながらにもっている情緒的コミュニケーションの基礎と理解しました。

こうして赤ちゃんは「フィードバック」を通じて、自分自身と自分をとりまく世界について学習します。

お母さんと赤ちゃんのこの微妙なリズムは、両者から絶えず操作されます。赤ちゃんが微笑むとリズムが変わり、お母さんも微笑み返し、こうして赤ちゃんは自分の微笑みの効果を学びます。つまり、自分自身と周囲の環境について学ぶのです。同じように、声を出すことや手を伸ばすしぐさでもリズムの変化が起こります。

こうした相互の共感システムは、いつも一方がリードするわけではありません。あるときは赤ちゃんがリードし、またあるときには母親がリードします。一方が相手をこのシステムに導くのです。しかしまた、相手は避けることもできます。この点は赤ちゃんにとって重要です。つまり、お母さんからの過剰なメッセージを避けて、未熟な神経組織を守ることも必要だからです。

この対話を通じて、赤ちゃんも母親も自分の行動を制御するようになります。赤ちゃんは自分について学ぶと同時に、自分の行動がかけがえのない「他者」である母親に影響することも学びます。一方母親も、赤ちゃんの反応やニードに自分を合わせることを学びます。

## 父親のスタイル

父親は、母親とは異なる行動スタイルをもつことがわかっています。生後三―四週目には、父親と赤ちゃんの間のやりとりのリズムが観察できます。それは、お母さんと赤ちゃんが一緒に育むリズムとは明らかに違います。

ボストン小児病院のスザンヌ・ディクソン博士とマイケル・ヨーグマン博士は、父親がより「おどけて」アプローチし、「赤ちゃんを活発にする」傾向を見出しました。父親たちはリズミカルなゲームで赤ちゃんの体のさまざまな部分を軽く叩き、より高いリズムで語りかけ、赤ちゃんに「一緒に遊ぼうよ」というような仕草をし、顔の表情を誇張してみせました。お父さんとのこうしたやりとりが始まると、赤ちゃんは最初静かに見守り、しだいに肩をあげて熱心に見つめ、最後には揺り籠を動かし声をあげて笑います。

生後三カ月の赤ちゃんは、こうしたやりとりパターンになることを予測でき、お父さんの声をきくと待ち受ける表情で肩をあげ、揺り籠から身をのりだしました。お父さんが現われることは、いつもとは違った、おどけた遊びのコミュニケーションの始まりだということが、赤ちゃんにわかっているかのようです。父親のほうも早い時期に、赤ちゃんの待ち受ける態度がわかるようになり、おどけた態度で応えます。父親が主な養育者である場合でも同じようです。

お母さんと関わるときには、父親のときより軽やかでスムーズなスタイルになるでしょう。父親と母親はそれぞれ特徴のある行動で、「あなたはここにいますよ。わたしもここにいますよ」と語りかけているわけです。そして父と母とでパターンが異なっていることは、それぞれが重要であることを示しています。

## 強力なシステム

こうしたフィードバックを通じて、赤ちゃんは自分をとりまく世界を学びます。誰に心から反応できるか、どうしたら相手の反応を得られるかを学びます。

こうしてお互いにコミュニケートする調子やコツを学ぶと、赤ちゃんは確実な「お返事」というすばらしいご褒美をもらえる「やりとり」に熱中し、ごく早い時期から自分が社会的な存在であることを学びます。

赤ちゃんが「自分は愛される存在である」ことを最初に学ぶのは、このシステムによると思われます。

『赤ちゃんは自分が愛されていると、どんなふうにしてわかるのでしょう』とたずねるご両親は、このフィードバックを実際に見れば、私がつぎのようにいう意味がわかるでしょう。

『赤ちゃんを見守っていれば、いずれ赤ちゃんが教えてくれます』と。

なぜなら両親と赤ちゃんの間にリズミカルな相互作用が働いていれば、それは自然に、あなたに感じられるからです。

この両親と赤ちゃんの相互システムこそ、親業の中心です。赤ちゃんがあなたを必要とするときそばにいて、あなたが関心を払っていることを示しましょう。親が準備するこうしたコミュニケーションシステムによって、赤ちゃんは自分が愛されていることを知るのです。

あなたが赤ちゃんとの親密なコミュニケーションから得られる報酬は、赤ちゃんと真に「ふれ合う」実感です。赤ちゃんのあなたへの発信のリズムは強力で、あなたは無条件に従ってしまうでしょう。一つ一つのふれ合いに赤ちゃんが強く反応し、微笑み、声を出し、夢中になって身体を動かすのをみて、あなたも熱くなるでしょう。そしておしまいに、「今度はお母さん（お父さん）の番だよ」とでもいうかのように、あなたを待つ反応に切り変わります。

こうした遊びの間に、親子は互いを無限に学ぶのです。

私たちは、この相互システムがどの程度の力をもっているかをみるために、調査場面にちょっとした妨害を加えました。赤ちゃんになんの反応も示さず、完全に無表情を装うように親に頼んでみたのです。

それは赤ちゃんには信じられないことで、お父さん（あるいはお母さん）のおどけたリズミカルな行動をとり戻そうと、何度も努力しました。これは、赤ちゃんがこの相互システムによって、いかに多くのことを学んできたかを示しています。赤ちゃんは揺り籠の中で口を開けたり、のどを鳴らしたり、手を伸ばしたり、身を乗り出したりして、じっとしている親を動かそうと一生懸命努力します。しかし、こうしたなんの反応も得られない行動は長く続きません。

やがて赤ちゃんは親から顔をそむけて自分の手を見つめるか、あるいは親のひどいしうち――無視――を避けるために眠ろうとします。赤ちゃんは遊びやコミュニケーションを期待することをすでに学んでいるので、そうせずにはいられないのです。気分が落ち込んでいたり引きこもりがちで、赤ちゃんに十分応えられない親は、結果的に赤ちゃんにひどいしうちをしていることになるのです。

こうした反応は生後四―八週目の赤ちゃんに強く現われます。母親が普通の態度で赤ちゃんと快活に遊ぶ場合には、赤ちゃんは無邪気に喜んで反応を増幅します。愛されている赤ちゃんは両親からの反応を期待しているので、もし反応がないと、失望から自分を守ために驚くほど強い手段に訴えます。こうした防衛手段は、赤ちゃんが失望に対処する方法を習得し、将来の同じような経験に備えることにもなるのですが。

このコミュニケーションシステムのもう一つの重要部分は、それを終わらせる能力です。もし赤ちゃんがいつも際限なく、この共感システムにひたっているとしたら、赤ちゃんには刺激が強すぎるか、それが当たり前で退屈になるでしょう。だから、この共感システムに終わりがあることは、このシステムが存在することと同じ位に重要です。赤ちゃんは相互の働きかけに参加できることを学ぶわけですが、引き続いて必然的に分離の時期がやってきます。この分離体験から欲求不満を味わいますが、同時に、赤ちゃんは自分が独立した個人であり、自立していけることを学ぶのです。

親の責任の一つは、赤ちゃんが自律的に活動する機会を保障することだと私は確信しています。赤ちゃんが自分で手を伸ばして獲得したら、手にただ与えられたとき以上の満足感を知るに違いないからです。いいかえると、垣根を作り、『ノー』といい、赤ちゃんに自分で答えをみつけさせることが、赤ちゃんを愛しているといえる場合もあるのです。こうして赤ちゃんは、ごく早い時期に愛することと愛されることを学びます。

小児病院に入院中の小さい赤ちゃんでも、愛されていればこのリズムのある表情としぐさで輝いているのをみかけます。またそれと対照的に、愛されていない赤ちゃんが、リズムのない表情で目を大きく開いて凝視するのもみかけます。外界とのコミュニケーションができないのは、生後一―二カ月の赤ちゃんには一種の飢餓状態だからです。目を輝かせ、微笑み、のどを鳴らし、リズミカルにやりとりのできる赤ちゃんは、家庭で愛情をもって育てられていることが私たちにもわかります。

## 過敏な赤ちゃん

なかにはむずかしい赤ちゃんがいます。優しく揺り動かすと体を硬直し反らせたり、全身の驚愕反応を起こし泣き叫びます。赤ちゃんを見つめ話しかけると、弓なりになったり、おびえたり、顔をそむけたりします。このような赤ちゃんにはどんな方法で接しても、拒絶的な反応しか得られないようにみえます。日中の大部分を泣いてすごし、うまくあやすことができません。親はこうした赤ちゃんにどのように接すればよいでしょうか。

一生懸命子どもを育てようとしている親は、こうした

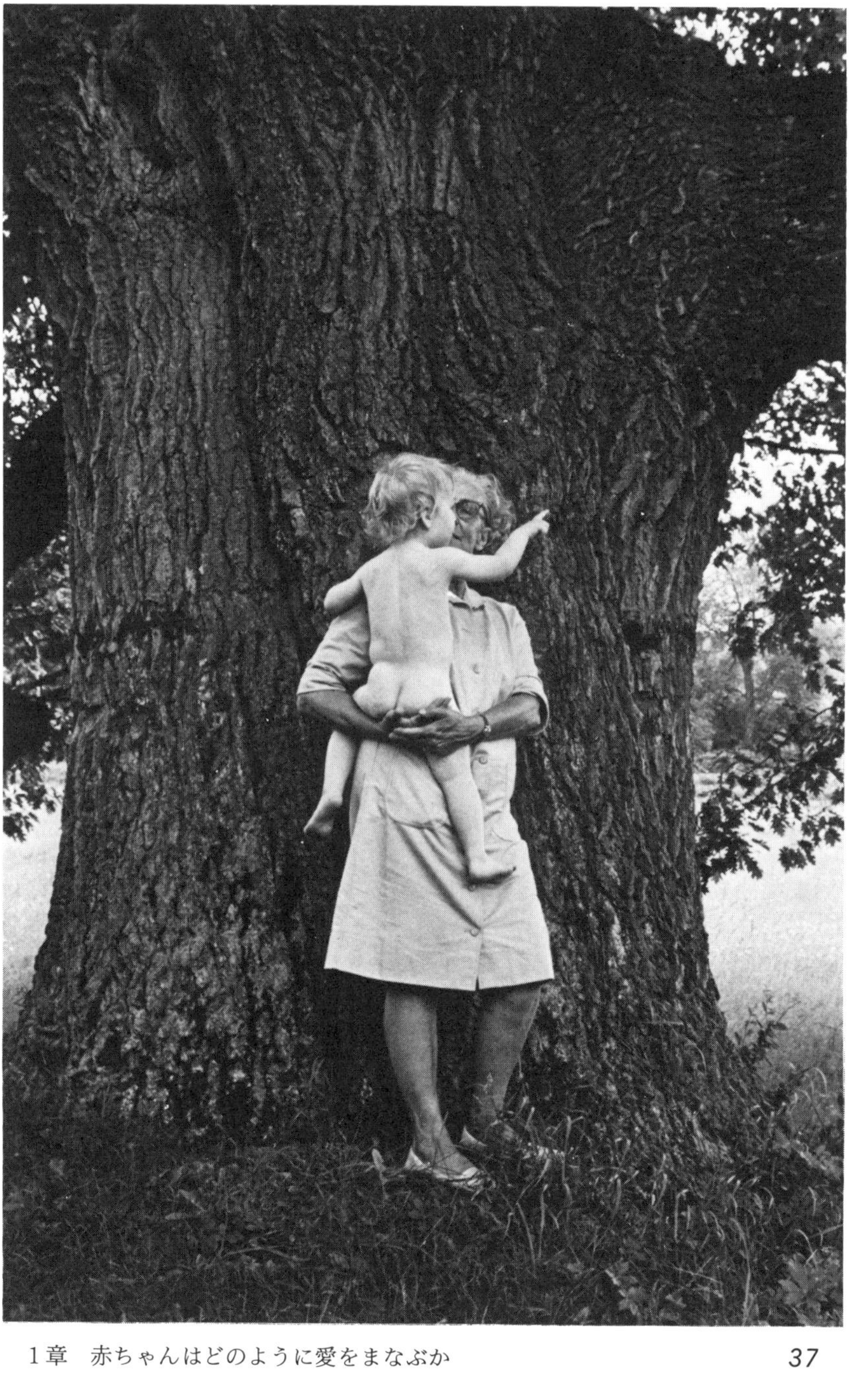

赤ちゃんを扱いかねて、無意識のうちに自分を責めるでしょう。母親たちはよく自分が至らないせいだといいます。

しかし、こうした罪の意識、親としての自信をなくすことは、「私を無視してる。私がどんな悪いことをしたというのかしら」というように、赤ちゃんへの怒りの感情に発展します。こうした無力感や怒りの感情をもつと、母親として失格ではないかという不安がよけいにつのり、赤ちゃんに向かい合おうとする気持ちを抑えつけてしまいます。

一方赤ちゃんの方は、泣き叫びながらもお母さんを求めて、赤ちゃんなりに努力しているのですが、お母さんがあきらめてしまうと、その努力をしなくなってしまいます。

この段階で、お母さんも赤ちゃんも「失敗」の感情を抱くに違いありません。お母さんは親として失敗したと思い、赤ちゃんは自分が人との関りに失敗するだろうと思い込むでしょう。

親子が共に失敗感を抱くようになってしまう過程を理解するために、私たちは新生児室で、あやすことにも過敏に反応してしまう赤ちゃんたちを研究しました。

騒がしく必要以上に明るい新生児室で、赤ちゃんは目を光らせ、よそよそしい不機嫌な顔をしていました。顔をのぞき込むと、眠っているわけではないが、催眠状態のように、なにも受付けない状態にみえました。そして、優しく語りかけたり、ふれたり、ささやくように歌いかけたり、揺り動かしたりすると、いっそうむずかりました。この不機嫌さは根の深いもので、その目はかたくなに凝視を続けながら前よりも光ってきました。赤ちゃんの気に入るはずの働きかけをしても活動は高まらず、さらに続けると顔をそむけたり、顔色が変わったり、下痢や嘔吐が始まる場合さえありました。このような赤ちゃんにとっては、生まれた後のごく普通の刺激さえ負担のようです。赤ちゃんによかれと親が手をつくして働きかけても、こうした赤ちゃんは身をこわばらせて顔をそむけてしまうので、親としては引きさがるしかありません。

こうした赤ちゃんはしばしば、やせていて皮膚は乾燥し、老人のようなやつれた顔をしています。彼らはなんらかの理由で、胎内ですでに消耗していることもあります。妊娠中の栄養不足、ヘビースモーカー、アルコール依存、麻薬依存の女性はこうした赤ちゃんを生む確率が高く、そのほか原因不明の場合も多いのです。そして、この赤ちゃんを授かった女性は必ず、自分に原因があると感じます。

このような赤ちゃんの多くは、出生体重が二・七―三・〇キログラム（訳注：米国の標準出生体重は二・八―四・一キログラム）あり、それほど体重不足でも未熟でもないので、医師たちは正常児として扱い、親にも正常児と同様に育てるよう指導します。しかし、こうした赤ちゃんをもつ親にとって、それは適切な指導とはいえないし、親も無意識のうちになにかおかしいと感じます。

親と子が愛し合う相互作用を作り出せない要因は、赤ちゃんの内部にあります。親がよい対応をしているつもりでも、この親子はいくらか不運なスタートをきることでしょう。

赤ちゃんがこのように、新生児としては一種の過敏症であるとわかれば、その他の行動も説明できます。正常な妊娠期間を経て生まれた赤ちゃんには、自分の意識状態をコントロールする能力がありますが、過敏な赤ちゃんはそれほど能力を発揮できないのです。

普通の赤ちゃんの多くは、眠りからゆっくり覚めるとしばらくは相互作用に関わり、泣いている場合でも声をかけたり、抱きあげたり、揺すったりすると関わりがもてます。しかし過敏症の赤ちゃんには、このやりかたは通用しません。眠っているか、うとうとか、あるいは泣いている状態が多いのです。

過敏症の赤ちゃんには、この三つの状態のどこで働きかけても無駄でした。わずかに両親に反応するときもありましたが、それはごく限られていて、いつそうなるかは予測がつきませんでした。親が相互作用のフィードバックシステムを築こうと働きかけても、金切り声をあげて泣いたり顔をそむけて目を閉じ、すべての働きかけを避けているかのようでした。こうした働きかけは過敏症の新生児には効果がありませんでした。親に「ご褒美」をくれない赤ちゃんなのです。ミルクはよく飲むが後で吐いてしまうことが多く、ミルクを与えながらあやすと消化管が過敏反応を起こし、仙痛や下痢を起こしたりしました。三週から十二週目まで、ひと通り飲んでは寝るが、その後は泣いて、どんなにあやしても泣きやみませんでした。

私たちは過敏症の赤ちゃんを調べ、どのように扱ったらよいかわからずに困り果てている両親から事情を聞いたのち、過敏症の赤ちゃんにはどのように接したらよいかを改めて検討しました。

赤ちゃんと関わりをもつには、ふれたり、抱いたり、見つめたり、話しかけたりしますが、すぐに拒否反応を起こさせないようにするためには、それらのことを一度にしてはならないことがわかりました。どんな刺激を与えるときも、赤ちゃんの適応能力に合わせて、リズムや質、強さをごく弱いものにすれば、つまり、おだやかに抑え気味の調子で接するならば、赤ちゃんが最初に示す身ぶるいや身をこわばらせる反応はやわらいで、泣き声もやわらかい感じのものとなり、与えられた刺激を受け入れる態度がみられるようになりました。この反応は本当にささやかで、ほとんど目に見えないほどでしたが、少なくとも刺激を避けようとする拒絶的な反応ではなくなりました。

こうして、一度に一つの刺激を受け入れられるがそれ以上は受け入れられないこと、またその刺激は赤ちゃんが適応できる範囲に弱めねばならないことが明らかになりました。過敏な赤ちゃんから拒否されないで、接していく方法が見出されたのです。

この過敏症の赤ちゃんが受け入れ可能な刺激の範囲はたいへん狭いものでした。赤ちゃんがその限られた刺激に反応するためにも、どれほどエネルギーを使っているかを観察するなかで、私たちは赤ちゃんをより理解できるようになりました。

過敏症の赤ちゃんは、聴覚、視覚、触覚の刺激や、抱きあげられたり揺すぶられたりする運動感覚の刺激を受け入れており、反応するのに時間がかかるだけであることがわかりました。しかしまた、過剰に反応したり自己コントロールを失わないようにするには、一度に一つの刺激しか受け入れられませんでした。

私たちは過敏症の赤ちゃんから学んだことをもとに、過敏な反応行動を両親に説明するようになりました。親はこうした赤ちゃんに対して、絶望感や無力感を抱くのでなく、あせらずに少しずつ刺激を与え、控えめに接するようにするとよいのです。

赤ちゃんをしっかりくるむとよい場合もあります。おしゃぶりを使ったり指しゃぶりを教えるのは、赤ちゃんが一種のコントロールシステムを獲得するのに役立つでしょう。薄暗くした静かな部屋で、できるだけ刺激を加えないように授乳するのもよいでしょう。

どんな刺激を与えるにしても、赤ちゃんにそれが予測できるように、毎日規則正しいスケジュールに従い、過剰に活動させないようにすることが、親にとっても赤ちゃんにとっても有益です。

扱いにくい赤ちゃんのうちでも、もっとも扱いにくいのが、こうした過敏な赤ちゃんです。親はこのような赤ちゃんを上手に育てるのに、細心の注意を払わなければなりません。

可愛らしい静かな扱いやすい赤ちゃんを期待していた親は、その期待に反して、自分たちのリズムや刺激の与えかた、生活のサイクル全体を、この過敏な赤ちゃんのニードに合わせねばなりません。それはたいへんな努力です。こうした赤ちゃんに、刺激をうまく受け入れ反応することを教えるのは、たいへんな仕事に違いありません。しかし、これまで述べたように赤ちゃんに接すれば、赤ちゃんは自分の力で刺激を避けたり、受け入れたりする方法を学ぶことができるようになります。そして環境を自力で操作する方法を習得すれば、赤ちゃんは自分の手で未来を切り開いていけるでしょう。

乳児期にこの方法を習得できないまま大きくなると、生まれたときに示したのと同じような過敏な反応を示し続けるようです。例えば、環境からの情報の一つ一つにおびえて、それを避けようとするでしょう。これは敏感な神経に負担がかかりすぎるからです。こうなると、発達にとって重要な、情報をまとめあげる方法を学ぶことはできません。

一方両親は、赤ちゃんが示すこの「回避」行動を、自分たちと赤ちゃんの関係がうまくいっていない証拠とみなすでしょう。彼らは、どのような刺激なら赤ちゃんが受け入れられるのかを探すかわりに、無意識のうちに、親としての完璧さだけに関心が向いてしまいます。そして、自分たちは親として失敗したと感じるようになり、なるべく刺激を与えない方向に向いてしまいます。つまり親として完璧でありたい気持ちが強すぎるために、赤ちゃんから身を引いてしまいます。

こうして赤ちゃんと接するのを避け始めると、過敏症の赤ちゃんの敏感な神経に、どのような刺激を与えたらよいか学ぶ機会をますます失っていきます。これは悪循環です。赤ちゃんと接する機会を避ければ避けるほど、たまたま接したときに楽しいやりとりとはならず、いつもの失敗感に結びついてしまいます。両親は自分たちの欲求不満をそのまま赤ちゃんにぶつけて扱い、赤ちゃんに自分は「失敗者」だと思わせるようになります。

こうなると赤ちゃんは、親の失敗感を反映した行動をとり始めるでしょう。まわりの人たちに苦痛を与えるような過剰反応を示して、泣き叫んだり離れていくようになります。時がたつにつれ、不器用さや人を挑発するような態度が目だってきます。家具にぶつかり、それを意識していないことを示します。

親はこうした行動の一つ一つを腹立たしく思い、それまで以上に拒否的な態度で子どもを非難するようになるでしょう。両親の期待はずれは乳児期に始まり、どんなに気を使って世話をしても無駄だと思う気持ちが、ますます強くなります。こうして失敗のシステムが確立してしまいます。

しかし、この赤ちゃんの過敏な神経メカニズムを理解してさえいれば、こうした事態は避けられるにちがいありません。どんなによい親にとっても、扱いにくい赤ちゃんであることは確かでありますが。

どんな赤ちゃんについてもいえることですが、親の主な仕事は、赤ちゃんのリズムと反応に合った、愛情ある環境をきずき、赤ちゃんが自分を知ることができるようにすることです。赤ちゃんが過敏な場合も、愛情深い親の提供する環境（これこそ「愛」といえるでしょう）のなかで、反応と相互作用をどうやってコントロールするかを学ぶでしょう。これは親にも子にもたいへんな仕事です。

幸いなことに、親のこうした愛情に対して、大部分の赤ちゃんはすばらしい反応を示し、親に正しい方法をとっていることを確信させ、その努力が報われていると感じさせるのです。

人は、愛されていると感じるためには、自分自身を愛さなければなりません。そのためには、自律の感覚と欲求不満を処理できる力を持ち、自分をとりまく環境の限界を理解し自分のものとしなくてはなりません。このことは、愛する子どもにも、これらの限界を伝えていかなければならないことを意味しています。これはネガティブなメッセージにみえますが、子どもが自分自身と外界のすべてを学ぶには必要な援助です。

子どもは愛されていることを学ぶ必要があります。しかし、ときには親は子どもに、『これはゆきすぎだよ』といわねばなりません。子どもが限界を学ぶための援助をすることも愛情なのです。

# 2章

# 幼い子どもたちの不安と恐怖

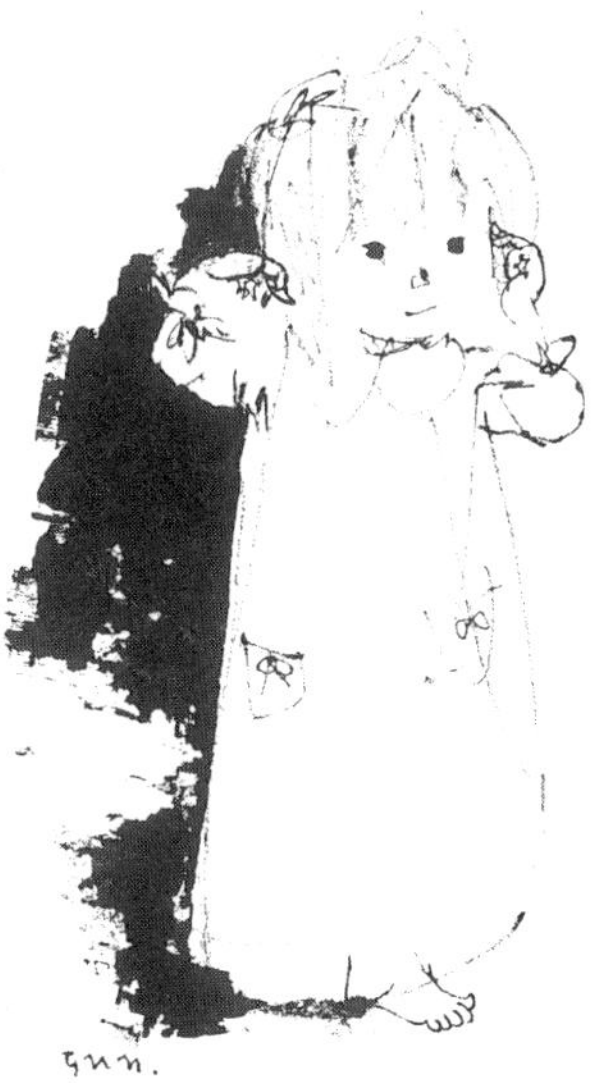

「怖いよ」と表現するとき、子どもは助けを求めています。親はそれを敏感に感じとり、やさしくなぐさめるのが普通です。

不安や恐怖を頻繁に表現するなら、それは子どもが心理的に不安定なことを示す危険信号かもしれません。その場合、親は注意を向け、子どもに加わっている不要なストレスを、取り除くよう努めるでしょう。だから恐怖の表現は二重の目的に役立ちます。

子どもが恐怖を感じたり不安になることは、幼児期にはごく普通のことです。不安や恐怖は、子どもが誰かに依存する必要があるシグナルです。また不安や恐怖はたいてい、発達の節目——子どもが知的、情緒的、運動的領域において、急速に発達する時期——に生じます。

## 人みしり

子どもの最初の不安・恐怖は、見知らぬ人に対して過敏な反応を示すことで表現されるでしょう。生後一年間のある時点で突然生じます。見知らぬ人に気づき恐れるようになることは、赤ちゃんが生活のなかで大事な人を認識する能力が育ってきた証拠です。

母親を父親や「他者」から見分けることを学ぶのは、赤ちゃんの重要な仕事で、ごく初期に始まります。例えば私たちの調査では、赤ちゃんは生後四〜六週間で母親を認識し、父親や見知らぬ人に対するのとは違った動きで反応するのを確認しました。赤ちゃんはこれほど早い時期に、見知らぬ人を見分けることもできるのです。

生後四カ月になると、母親や父親ではない人に対する警戒心を強め、接触を避けるようになります。すでに顔見知りの「他者」に対してすら、不安を感じるようになるかもしれません。

赤ちゃんが自分をとりまく環境の、あらゆる新しい事物に敏感に気づくようになるのは、まさしくこの発達段階です。あらゆる光景や物音が、急に以前より重大なものに思えてきます。四カ月ではこうしたことに気づくだけでなく、それを識別する力も急速に発達します。

私がよく例に出すのは、生後四カ月の赤ちゃんが、母の姉妹や父の兄弟を非常に注意深くみることです。こうやって長いこと品定めする赤ちゃんを、この人が抱きあげると容赦なく泣き出すでしょう。この人は親しい親戚でも、赤ちゃんには見知らぬ人だからです。そしてお母さんあるいはお父さんがとりもどしてくれるまで、泣きやまないでしょう。

赤ちゃんが相手に「恐れ」を感じているからでしょうか。

これは「恐れ」というより、わずかな違いも認識する能力の発達を示すものです。この時期には、親しいおばあちゃんやおじいちゃんに顔をのぞきこまれても、赤ちゃんはそれに抗議し大声で泣くでしょう。

私の小児科クリニックでは、生後五カ月の赤ちゃんが私に笑いかけ、デスク越しにのどをゴロゴロ鳴らしたりするにもかかわらず、近づいたり顔をのぞきこんだりすると、たちまち泣きじゃくってしまうことがよくあります。

これは五カ月児にとって、目と目で見つめ合う密接な関わりが、以前よりさらに重要であることを示しています。

この時期になると、赤ちゃんはこの密接なかかわりを、両親など自分にとって非常に大切で親しい相手とだけ、もとうとするに違いありません。「恐れ」は、子どもが違いに気づき、その重要さに気づく能力がピークに達したときに生じます。

この早期の認知にともなう「恐れ」は、その後、八カ月には見知らぬ人への激しい不安となります。この月齢の赤ちゃんは、見知らぬ場所、人にことごとく警戒心を抱くでしょう。新しい状況に直面したときは、母親の服にしがみつき顔を隠せば落ち着くことができます。しかしお母さんに抱かれているときに、ほかの人に抱きとられようとしたり急に近づかれると、赤ちゃんは泣き出すでしょう。

見知らぬ状況のなかで突然に大笑いされたり、直接目を見つめられたりすると、赤ちゃんは泣くという自衛手段をとるようになります。これは「恐れ」の第二段階です。そしてこれも、赤ちゃんの日常慣れ親しんでいる環境を認識する能力の発達と、平行して現われます。環境認識力が増すと同時に、それを探索する新しい能力も育ってきます。

こうして赤ちゃんは母親という安全基地を離れ、自力で動こうとして這うことを学び始めるのです。

この探索のためには環境が変わらないのが望ましいよ

うです。この時期に環境が変わることは、赤ちゃんには複雑すぎます。赤ちゃんは少しずつ「事物の恒常性」を学んでいきます。つまり、物や人が視界から消えても、それは単に見えなくなっただけで、実際にはどこかに存在し、いずれまた見えるようになることを知るようになります。曲がり角をまがった母親の後を追えるようになるのもこの時期です。

なじみのある人や物が視界から消えたり、また現われたりすることがわかって、そのことを受け入れるだけのコントロールの力がついてくるので、赤ちゃんはなじみの環境のなかで、なじみの人と一緒に、コントロールを練習したくなります。いないいないばあ、などなど。

一方、新しい状況や新しい人に対しては、コントロールがきかないかもしれないという恐れを抱きます。

この点について、ノースキャロライナのハリエット・ラインゴールドは、赤ちゃんが自分から見知らぬ人に近づき、その人をコントロールできるときは、不安や恐れを感じないと指摘しています。

不安を感じ怖がって泣き出すのは、見知らぬ人の方から近づいてくる場合だけです。

理解力が急に増しコントロールの力がついてきた子どもは、常にそれを維持しようとするために、かえって、環境の変化や見知らぬ人との遭遇、見知らぬ状況におかれることなどに、アンバランスを感じ不安や恐怖を抱きやすくなるのです。

一歳になると、赤ちゃんは、見知らぬ人や新しい状況をコントロールすることに慣れ、数カ月間は落ち着いていられるかもしれません。

しかし立って歩くことを覚え、家のまわりを歩きまわるようになると、再び変化に対して敏感になり、少しの変化に対しても不安や恐怖を感じるようになります。新しい家に行くのをいやがり、両親以外の大人が近づくと気にします。また、お母さんやお父さんの姿が見えていないと不安になり、両親が部屋を出たり、戻ったりするたびごとに、泣いて不安を訴えます。

「人の恒常性」(見えなくなっても存在はしている)に気づく能力は、歩行という新たな動きにともなって発達します。この時期の「恐れ」の背後にも、子どもが環境をコントロールしようとして抱く不安があるようです。

赤ちゃんは、親のもとを離れたい——親から離れてどこかへいったり、戻ったりしたい——と思うようになります。コントロールの感覚が発達し、「自分で歩いて行くかどうか」、「親が自分からはなれて行くことを認めるかどうか」などの場面で、自分の行動を選択できるようになります。このコントロール能力は、新しい運動能力や、それにともなう感受性の発達に必要です。

昼間こうした葛藤をしている赤ちゃんは、当然、夜も心が動揺します。夜中に金切り声をあげて目覚めたり、サークルベッドのなかで立ち上がり、寝ぼけながら悪夢にうなされたように泣きます。

この時期に夜間の目覚めが多いのには理由がありま す。子どもが新しい活動を経験することが、日中に解決できないさまざまな経験ももたらすからです。日中から夜まで持ち越された欲求不満が恐怖となって現われ、助けを求めて泣くのです。ゼロ歳の終わりにみられる夜の恐怖は、むしろあたりまえのできごとで、たくさんの新しいことがらを学習するさいに興奮するためなのです。

## 一歳児の心の動揺

不安や恐怖のつぎの頂点は、一歳の終わりから二歳半頃に現われます。

突然に、子どもは大きな騒音を恐れるようになります。例えば、消防車や掃除機、洗濯機の音を恐がります。人が急に大笑いすると、それが親しい人でも身構えます。新しい事態に急激に押し込まれるために、通常の感情の動揺でなく、恐れの反応を起こすのでしょう。

この場合には、どういうメカニズムが働いているのでしょうか。混乱は、二歳～二歳半で頂点に達します。

子どもは、いうことを聞く／聞かない、入る／入らない、やる／やらないといった選択に迷います。まわりにいる人たちは、子どもが迷い選択していることに気づかないことが多いのですが、子どもは自分なりに混乱に対処しようとします。そして問題が多すぎて処理できないことが多いのです。

大きな物音がしたり急激な変化が起こると、子どもは自分が内面的な混乱のさなかにあり、その混乱に対処しきれないことに突然気づきます。こうしたさいに抗議するような泣き声をあげるのは、助けを求めているのです。

子どもは、かんしゃくを起こすことで、混乱の苦痛から逃れようとします。

外向的で表現力の豊かな子どもで、以前から腹立ちをかんしゃくで表現し、よい反応を得てきた場合は、恐怖を感じたときに同じ表現をするでしょう。静かで内向的な子どもは、もっとおとなしい方法で恐怖感を表現し、大人の援助を求めるでしょう。

いずれにしても、親は子どもがなにかに「おびえている」ことを知ると非常に驚くのですが、それは発達の新しい段階であることを認識する必要があります。

子どもが恐怖を表現するようになったら、親は状況を判断し、適切に反応しなくてはなりません。外向的で攻撃的な子どもはむしろ、恐怖のはけ口をほかにいくつもみつけ、内面の混乱を自己処理できるでしょう。反対に、自己表現が不得意なおとなしい子どもは、親に理解し助けて貰いたい気持ちを表わす手段として、恐怖の表現を使うようになるかもしれません。

## 恐怖と攻撃

三歳半から四歳児になると、恐怖だけでなく、攻撃の感情が芽生え始めます。攻撃感情はこの年齢の子どもたちの成長の一部であり、自分自身を表現しようとするごく当たり前のことなのです。精神分析家のエリック・エリクソンは、攻撃的感情が四歳ないし五歳で表面化する様子を記述しています。

しかし、子どもたちが自分の攻撃的感情を意識したり行動に移す前に、まずその感情が内面で沸騰している期間があります。子どもはおもちゃのピストルを見たり、それを自分が使う場面を想像するとき、複雑な感情を経験し始めます。そのピストルで誰かを撃ちたいと感じながらも思いとどまるとき、撃ちたいという感情を抑え、コントロールする方法は、それほどたくさんあるわけではありません。恐怖はそうした感情を抑えるのに役立っています。

セルマ・フライバーグの好著『魔術の年齢』は、親たちのために、三―六歳におけるこうした恐怖の感情の起こりと変遷を紹介しています。この年齢の子どもをもつ親は、この本を読んでみるとよいでしょう。

このタイプの恐怖について、私の個人クリニックでの一例をお話しましょう。

## アルフレッドの場合

『三歳半になる息子が、突然あらゆることを怖がるようになりました。消防車や大きな物音を怖がるのです。とくに暗闇や一人で寝るのを怖がります。夫と私が外出しようとすると、どこへ行くのか、誰と会うのか知りたがり、繰り返したずねます。

こんな息子の態度を見ていると、私は自分の思春期を思い出します。私は一人でダンスやパーティーに行かねばならないとき、やはりとても不安で怖かったんです。息子は私たち親から一人ぼっちにされていると感じているようです。彼はこのままでいいんでしょうか。私のなにが、彼をそんなに苦しめるのでしょうか。』

ホームズ夫人が熱心に説明しているとき、アルフレッドはその大きなグレーの瞳を見開いて、お母さんを見守っていました。お母さんがこの話題に入るまでは、アルフレッドは私の診察室で騒がしくこれみよがしに遊んでいました。おもちゃをぶつけ合わせたり、ものさしを鉄砲のように肩にかついで、まるで兵隊のように膝を伸ばして、正確に『一、二、一、二』といいながら行進したりするのです。あまりにうるさいので、私たちはアルフレッドを黙らせなくてはなりませんでした。

この軍隊式行進を見守りながら、私はかつてホームズ夫妻と、幼い子にとってのピストルの役割を話し合ったことを思い出しました。ホームズ夫妻は平和主義者で、アルフレッドにピストルなどの、攻撃を象徴するおもちゃを持たせるのを好みませんでした。

アルフレッドは私に見せようとしてこの軍隊式行進の遊びを始めたのですが、ホームズ夫人はあわててそれをやめさせようとしました。そして、『きっとテレビから覚えたのですわ』と、狼狽した様子で弁解しました。

私はこの元気で騒がしいアルフレッドが、診察室に入ってから、このいくらか挑発的な遊びを始めるまでの様子を思い起こしました。

アルフレッドは私に気がつくと、『やぁ、先生』と陽気に叫んで、おもちゃコーナーにさっそく飛んでいったのです。挨拶があまりにも陽気であけっぴろげだったので、私はアルフレッドがひどく悩んでいることを見落としてしまうところでした。

アルフレッドの行動の意味を解くもっとも重要なカギは、彼が私に攻撃的な遊びを見せたことにありました。診察室という、自分が被害を受けやすい場所にいることへの不安を、その攻撃的な遊びで表現したのです。アルフレッドの外見上の陽気さには不安が隠されており、それはこのような環境のもとでは当然のことでした。

注射など苦痛をともなう処置をしない場合の日常診療場面は、子どもがどのような成長の過程を歩んでいるかを知るよい機会です。

私の診察室を訪れることは、子どもにとって確かに、ある種の不安な状況です。だから私はいつも、子どもが診察室に入ってくるとき、緊張しているか、心配しているか、また、この当然の感情をどのように処理しているかを観察します。

患児たちは、私が彼らのことを好きで、来院のたびに帰りにご褒美を貰えることを知っています。でも、私が両親に彼らについてたずねることも知っています。子どもたちは、私と両親が彼らについて話し合うことに、不安を感じているのです。子どもたちはいつも、両親が私になにを話すかと注意深く耳を傾けています。そして、なにか「うまくいってないこと」が話し合われるとすぐ、自分が「わるい子」だといわれたように思ってしまいます。病気や身体的問題がある場合は、私に「いうことを聞かない子」と思われているのではないかと疑います。そこで私は、そうは考えていないことをときどき彼らに伝えて、励ます必要があります。

子どもたちはまた、衣服を脱いで診察を受けなければならないことを知っています。これが彼らにとって苦痛であるかどうかは問題ではありません。彼らはそれを自分たち固有の領域への侵入であり、侵害であるとみなしています。そのうえアルフレッドの年齢の子どもたちはいつでも、私が「治療」しなければならないなにかを、発見するかもしれないと恐れています。もちろん彼らは来院と注射を同じに考えていて、当然ながら痛みを受けるのを苦にしています。

子どもたちはいつも、関心のいっさいを注射の問題に向けていて、診察室にはいると決って『注射しなくちゃ

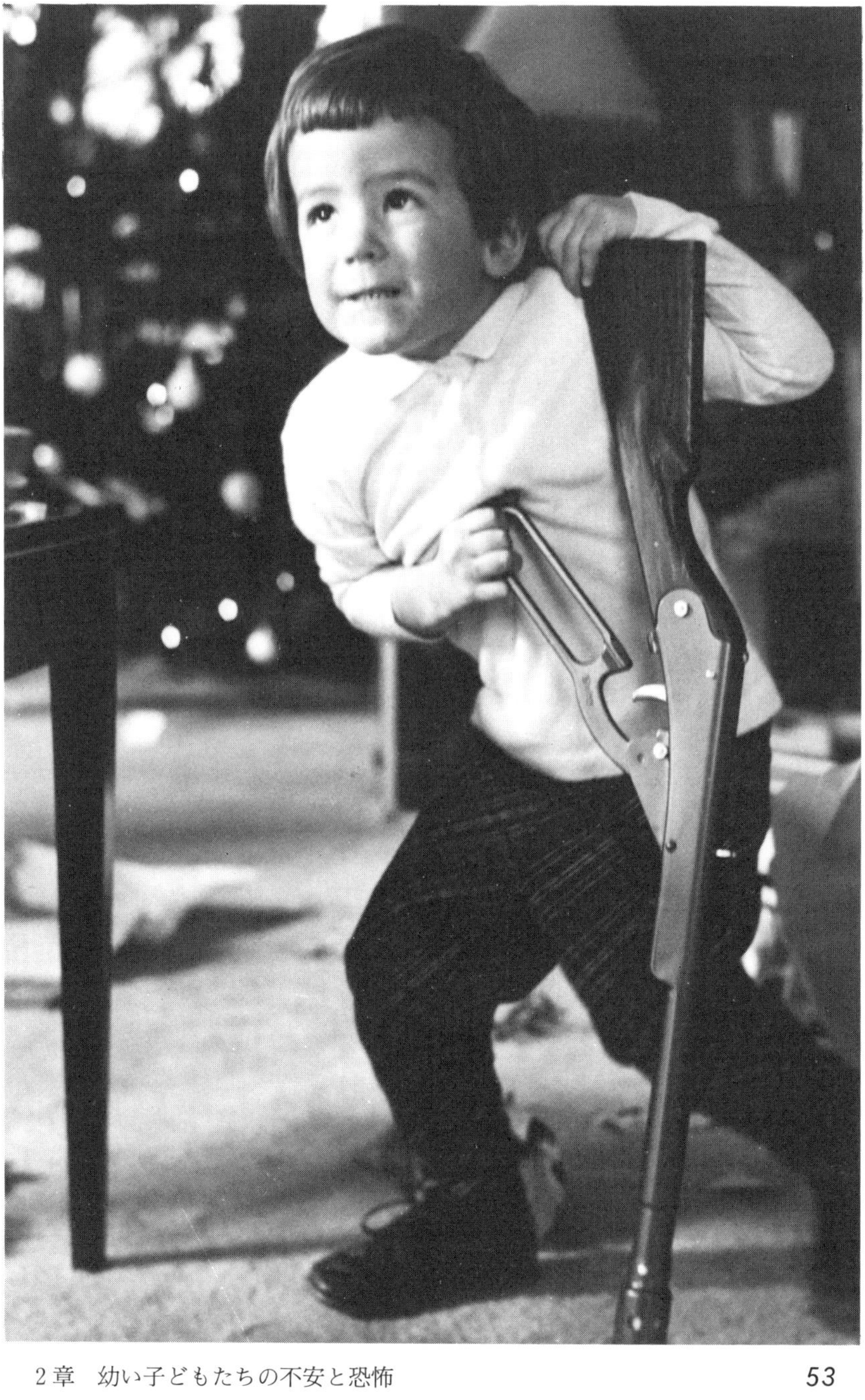

いけないの』とたずねます。私は彼らを診察しながら、注射はそう簡単にはしないこと、もっと具合いがわるいときや、心配な病気にかからないためにするもので、いま調べてみたけれど、その必要がないということを保証します。彼らはそれで、やっといくらか落ち着くのです。

私はアルフレッドが自分で服を脱ぎながら、どの程度の不安を感じているかを観察しました。どのくらい依存的か、母親のそばを離れるのにどのくらい抵抗するか、診察を受けるように励ます私の言葉に対してどのようにふるまうかを観察したのです。

アルフレッドはこうしたことすべてに、べつに抵抗する様子もみせず、私を信頼して診察台に乗せられるがままになっていました。診察台の上でもおとなしく横たわり、私が診察している間、ひるむ様子もありませんでした。彼の性器を診察するためにパンツをおろしたときでさえ、安心してすべてを私にまかせているようにみえました。

アルフレッドはどこもわるくない、と私は思いました。事実、彼が私に示した態度はどことい って問題のない、りっぱなものでした。お母さんに対しては、自立と依存を適当に使い分けていました。扱いやすい男の子で、異常な不安はまったくみられませんでした。だからホームズ夫人の心配をやわらげ、彼女の育てかたに誤りはないと元気づけるのは簡単でした。けれども、ホームズ夫人は幼い子どもたちが一般に感じる、さまざまな恐怖の意味がわからなかったために、心配し疑問を抱いていたようです。

夫人がアルフレッドの恐怖心を強化しないためには、子どもが恐怖心を起こす背後にはなにがあるかを、理解してもらう必要がありました。アルフレッドがいろいろなことを恐れるのは、自分自身について急激に学習している時期にあるためでしょう、と私はお母さんに説明しました。アルフレッドは自分の攻撃的な感情が、どのようなものであるかを学習しているところでした。

子どもの人生のこの期間は、いつでも極度の適応を要求されています。アルフレッドはどのようにして、自分の攻撃的な感情をコントロールする方法を学ぶのでしょうか。こうした時期に自分自身について学ぶことは、価値あることです。

## 攻撃的感情と恐怖

子どもたちは自分の新しい攻撃的感情に気づくようになると、一時的に周囲の事物や事件に過敏になり、一種アンバランスな状態に陥ります。この過敏性が増すと、ちょっとしたことにも恐怖を感じたり、その恐怖を態度で示したりするようになりがちです。

これらは、自分の攻撃感情に気づいた子どもたちが、それを調整しようとする時期に起こる、正常な不安の表現なのです。

子どもが恐怖を示すのは、まわりの人々に助けを求めているのです。このとき必要な助けとは、この新しい状況をうまく処理する能力には限界があるが、攻撃感情にも限度があることを知るための援助なのです。

私はこんなふうに、恐怖がアルフレッドの役に立っていることをホームズ夫人に説明しました。つまり、恐怖心は、アルフレッドが自分の攻撃的な感情を、コントロールすることを学ぶ手伝いをしていたのです。

アルフレッドは攻撃的な感情を、おもちゃや兄弟との遊び、お母さんに対してやんちゃ坊主になることで発散できる、屈託のない男の子であると私はお母さんに保証しました。

しかし彼はまた一方で、そうした攻撃的な感情の発散に、罪の意識を感じていました。アルフレッドにとって、罪の意識と攻撃感情が自分の内部に同居していることを認めるのは、あまりに危険なことなので、恐怖状態になることで自分を表現したのです。

アルフレッドの恐怖心は、彼を手のつけにくい段階まで退行させましたが、それによって強く求めていた両親の関心を集めることができました。この過程でアルフレッドは、自分自身の攻撃的な感情を自分の周囲に投影したために、まわりの人が攻撃性をもっていると感じて恐れるようになったのです。

私はお母さんがアルフレッドの攻撃的な行動をやめさせようとするのは、よくないことだと思いきって指摘しました。

というのは、母親の行動がアルフレッドの恐怖心を強化していたからです。棒を鉄砲に見立てて遊ぶことは、この年代の普通の攻撃感情を表わしているにすぎないと私は思いました。これを抑制することはかえって、彼の攻撃性を強めるだけでしょう。

私はお母さんに、攻撃的な遊びを認めるようすすめました。アルフレッドが自分自身について学ぶのに役立つからです。アルフレッドにとって恐怖心は発達に役立つということを話して、私はお母さんを元気づけました。

危険なのは、子どものこうした暗示的な行動に過剰に反応する親がいることです。ホームズ夫人と同じように、親はこうした恐怖を、子どもが心底動揺しているためだと思いがちです。そうした親は、子どもが恐怖を示しもっとも親の自信を必要としているときに、逆に自信をなくすのです。親が子どもの恐怖を必要以上に深刻に捉えると、かえってその恐怖を強化させてしまう結果になるのです。

このことは、子どもの恐怖が、親自身の過去の恐怖体験を思い出させている場合に、とくに当てはまります。親がいつでも理解と共感をもって子どもの恐怖に対処し、子どもを励まし恐怖の実体を説明すれば、子どもは十分元気づけられるでしょう。しかし子どもが説明を聞いた後も怖がる状態が続けば、親はイライラすることが多くなり、よけいに子どもの恐怖心を増大させてしまいます。

親にとって重要なことは、子どもを恐怖にもがく状態から救い出すことよりも、子どもの「錨」になることです。こうした恐怖は大きな力をもつので、なおさら子どもを深いところで安定させることが重要なのです。

## 恐怖に直面する

親は子どもの恐怖が、強い内面的な葛藤やプレッシャーに原因があると思って、しつけを緩める場合があります。これは不必要に子どもを喜ばせ甘やかしているにすぎません。それはかえって事態を悪化させてしまうのです。

ふだんから「してはいけない」と教えていることを、いつも通りに教え続けないと、かえって子どもを不安にしてしまうでしょう。つまり恐怖を行動で示すように、仕向ける結果になるのです。

「してはいけないこと」を教えることは、たとえそのときに子どもがいやがったとしても、結局は、子どもが自分の恐怖のなかに隠れている問題を解決するのに役立つでしょう。

恐怖を解決するのは子ども自身の問題なのですが、親が励まし援助してあげれば、子どもは弱虫を吹きとばして、より強くたくましい子になれるはずです。

子どもに自信をつけさせるためには、恐怖に直面させるべきだと、親は考えるかもしれません。

例えば、子どもが犬を怖がるなら、犬についてもっと話す必要があると考えるでしょう。犬が吠えるのは「こんにちは」とか、「そばに来ないで」といおうとしているのだということを、子どもに教えようとするでしょう。

あるいは親はこういうかもしれません。『犬のことを一緒にお勉強しようよ。犬が何をいいたがっているか調べてみたら？　ほら、しっぽを振っているでしょう。思いきってあの犬にさわってみたら？』

しかし本当の問題は、「頭でわかる」といった類の問題ではありません。子どもが一度犬を恐ろしいものだと思い込んだら、恐怖はそう簡単には消えないでしょう。

その子どもに必要なことは、犬の吠え声を恐ろしいと感じるのは正当だと知ることです。その子どもに必要なのは、犬は怖くないという知識を得ることではなく、恐怖心を自分で処理できる自信をもつことなのです。

恐怖に直接向かいあった後も、子どもは自分の心の奥にある感情を理解する必要があるでしょう。家に幼い子どもが赤ちゃんがいるとき、不安になることがしばしばあります。赤ちゃんと張り合おうとする幼い子の感情は確実に、怒りと攻撃的な願望にかりたてられます。そうしたよくない感情を行動に移さないようがまんすると、子どもはいろいろなことを恐れるという形で表わすのです。

男の子が多かれ少なかれ抱く、父親に対するエディプス的な反抗の感情や、四、五歳の女の子が体験する、母親と張り合う感情があります。子どもがこれらの自分の感情に、まともに向かい合うことはとても苦痛です。そこで夜になると、秘密の場所に住んでいる空想上の怪物が、男の子のもとに訪れたりするのです。女の子なら、自分のような幼い女の子たちをむさぼり食べたり、家族のもとからさらっていく魔女たちの夢を見て、目を覚ましたりするでしょう。

これらは禁じられた欲望にともなって起こる、罪責感のはけ口となっています。親と敵対する感情は、「怪物」や「魔女」に投影され、それを親が追い払ってくれると思うからです。

四―六歳児が恐ろしい夢や攻撃的な夢を見るのは、健全な発達をとげていることを示しています。親がそうした夢をないがしろにせず、元気づけて守ってあげれば、子どもがこの発達段階で自分自身を理解するのを助けることができます。

子どもの攻撃性を禁止したり我慢させると、とり返しのつかない過ちを犯すことになるでしょう。自分の攻撃感情を行動化する青年たちは、幼児期に自己抑制を強いられていたことが多いのです。子どもが自分の気に入った方法で、攻撃感情の処理の仕方を学ぶのを援助する方がはるかにましです。

『お父さんは怒ったとき、どんなことをするかしら？ちょっとしたことでも家中のみんなに文句をいって、それから芝を刈りに外へ出るでしょ。そうすると気がおさまるのよ。』

『お母さんは今猛烈に怒っているのよ、よくないわね。お母さんが腹を立てたときは、気持ちがおさまったら「ごめんなさい」というわ。そうしたらあなたも安心するし、私も気分がよくなるの。』

こんなふうに説明すれば、子どもは自分も家族と同じ方法で、怒りや攻撃感情を処理すればよいのだとわかるでしょう。

スポーツなどによる競争心の発散も、この年齢の子どもにとっては効果的です。

## 指針

子どもが恐怖感情を抱いているときは、つぎのことがらを参考にしてください。

(一) まず、恐怖感情を発達の正常な表現とみなすことです。年長児は学校や家庭のストレスに適応するさいに、恐怖の感情を示すでしょう。あるいは攻撃的な感情や競争感情を処理しようとするときに、恐怖が生じるかもしれません。親が恐怖をこのように捉えるなら、子どもの症状に驚かされることもなく、またこの症状の裏にある不安を少なくできます。

(二) 子どもが自分をよく理解するように、さらにもっと直接的には、恐怖の対象をよく理解するように仕向けます。恐怖の対象に誠実に直接向かい合うようにさせますが、それによって対象を制御できるとは期待できません。究極の目標は、なぜ怖いのかを子どもが洞察することですが、それを子どもが言葉に表わすのはむずかしいと思います。間接的ですが、子どもが攻撃的感情を表わすのを許したり、不安や競争感情を言葉で説明してあげる過程で、恐怖の理由が理解できる場合がよくあります。子どもに可能な、攻撃的感情の表現方法を与えてあげることは、自分の攻撃感情の処理に困っている子どもを支えるのに大いに役立つでしょう。

㈢　しつけや制限は緩めないで、なぜしてはいけないか、どのようにしたら恐怖の感情そのものをコントロールできるかを繰り返し教えます。子どもが制限に従えたときはたっぷりほめ、従えないときには理解できるまでしんぼう強く教えつづけます。この学習過程には時間がかかることを、親の態度からもわからせるのです。こうした制限を学ぶのが好きな人は、本来いないのですから。

㈣　否定的あるいは攻撃的な感情の吐け口として、利用できるものがあることを子どもたちに気づかせます。家族や友だちは攻撃的な感情を処理するのに、どのようにしているかを隠さずに話します。この正常な発達過程の攻撃性を発散させるために、スポーツなどに誘ってみるのもよいでしょう。

㈤　否定や怒り、攻撃の感情を抱くわけを、子どもが理解したり、それをうまく表現することを援助します。そうすれば、その後や思春期に避けられない混乱が生じても、親子でそれに対処する一定のパターンが確立していることでしょう。恐怖とは、適応を学ぶ期間に設けられた小窓のようなもので、幼い子どもたちはみな通り抜けねばならないのです。

# 3章

# 子どもが悲しむとき

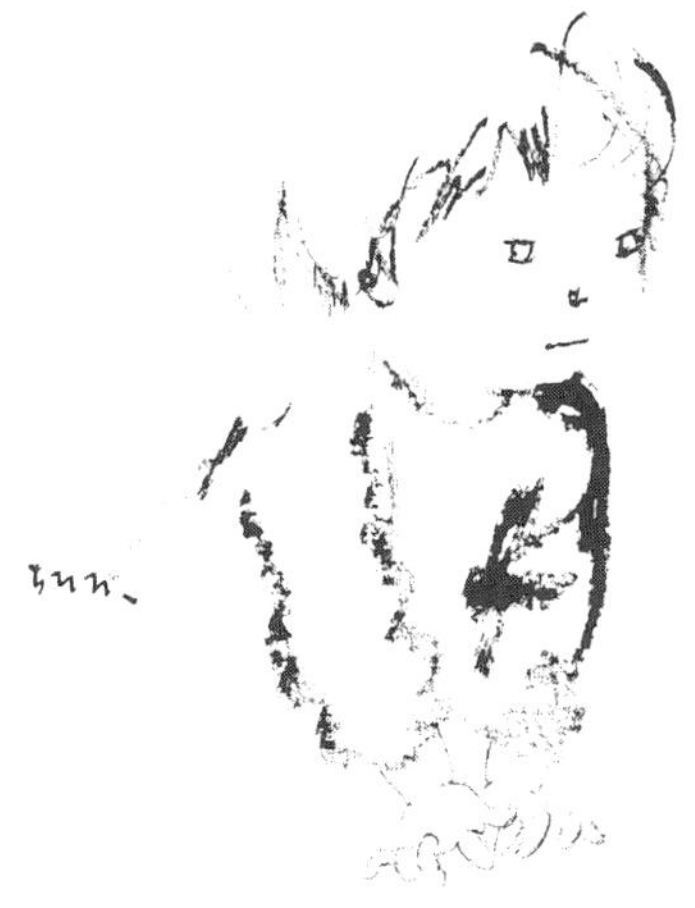

子どもにとって、悲しい状態は、泣く行為とは全く異なる性質のものです。泣くのは積極的に抗議する行為ですが、悲しんでいる状態は受身的・抑制的です。

また子どもは泣くことは有効に利用します。例えば、怒り・抗議・助けを求める表現や、一日の終わりのうっぷん晴らしなどに（私の前著『医師と子ども』に詳しく述べています）。子どもが泣くと急場の問題に誰かが応じて、泣き終わった後には、親も子も以前より快い状態になるでしょう。

これに対して、子どもの悲しみは長く続きます。

子どもは活動的でないし、外見上はあまり変化しないので、誰かにすぐに緩和してもらえません。親たちはあるとき、子どもがこうした悲しみから抜け出せないでいるのに気づいて驚きます。そして、気分を変えようと過剰に反応したり、子どもの内面の悲しみを無視したりします。どちらのアプローチも効果は一時的です。子どもの悲しみの状態は、実は、救いを求める泣き声なのです。悲しみの状態をとらえ、子どもをそこから救い出すには、親はどうしたらいいでしょうか。

まず私は、第一に、いつ起こるかをよくみきわめることを提案します。妥当な理由があって生じているのかどうか。子どもが理解したり処理できない事件に遭遇しているためなのか。もしそうなら悲しみの理由を理解して、子どもを救うよい機会です。

二番目の問題は、「どの程度深刻な状態か」です。すなわち興味をひくほかのできごとで、気分が変わり元気になるのかどうかです。もし気分が変わらないなら相当深刻です。しかしまた、楽しいことがらで子どもが元気になるからといって、悲しみをまったく無視してはなりません。それは、どれくらい親の注意が必要なのかの指標なのです。

三番目の問題は、この悲しみの感情が子どもの生活の他の領域、とくに他者との関係にどの程度影響しているかです。本当は遊びたいのに友だちから遠去かっていたり、また友だちから疎外されていないでしょうか。子どもといると、あなたまで悲しくなるでしょうか。こうしたことは、子どもの悲しみが生活のほかの部分に、どの程度影響しているかを知る指標になります。そしてどの程度の処置が必要かを知る目安にもなります。

## 悲しみと喪失

悲しみは多くの子どもにとっては、深刻でなく永続しません。悲しいということは幼児期にはありふれた体験です。親は子どもを悲しい目に合わせまいとしますが、完全に防ぐことはできません。子どもは三歳になると親の不在とか、大事な人やペットが死ぬことを理解し、それを悲しむようになります。孤独や分離にともなう抑うつは、成人のわれわれが経験するものと大差ありません。

### ダニーの場合

ある三歳半の児が、ガタガタのトラックを大事そうにぼろヒモで引きずりながら、私の診察室に現われました。ヒモが入口の敷居で切れると彼は泣き始めました。私は彼の悲しみを感じとりました。予想した抗議の泣き方とはまるで違っていたからです。

母親にそういうと、彼女も私の観察に同意しました。『ダニーは以前はこうではありませんでした。一カ月前まで祖父母が滞在していたんですが、彼らが帰るときは、彼にとってこの世の土台が崩れ去ってしまうかのようでした。彼は一日に何度も彼らの部屋をのぞきに行き、自分にとって「一番大事な家族」を呼びます。

祖父母が帰った後、歩き方までおかしくなり、快活さを全く失ってしまいました。むしろかんしゃくでも起こしてくれればと願うくらいです。感じやすくなり不幸そうでファイトを失くしています。猫にうっかりひっかかれたりすると、こんなふうに泣きだす仕末です。私にも悲しい気分が感染して一緒に泣きたくなります。

この前など、猫の尻尾をひっぱり、いじめてうっぷんばらしをしていました。私は彼をどう扱えばいいのでしょう。以前のダニーに戻って欲しいんです。辛くて彼には祖父母の話をしないのですが、そうすると私が彼らを無視しているといわんばかりに、とがめるように私をみます。もちろん私は無視しているわけではなく、私だって彼らが恋しいんです。』

ダニーが両親以外の人間に初めて深い関心をもったこと、そして彼らを恋しがっていること——われわれはこうしたことについて十分に話し合いました。

彼はそれまでに、本当に誰かを失ったことがあるのでしょうか。父親が出張するときに彼は悲しみましたが、いつも一時的なものだったので、気にしていなかったのを母親は思いだしました。

そしてまた、飼っている犬が数カ月前に死んだことも思いだしました。ダニーが悲しまないよう、こっそり葬ったのです。かわりに猫を飼いました。ダニーは犬の話をもち出さなかったし、犬がどこへ行ったのかたずねませんでした。最初彼は猫を無視し、ついでいじめて尾をひっぱったりしました。彼が猫をいじめるのをしかると、悲しそうに手をひいたのを母親は覚えていました。

『それから妹が生まれました。ベビーに怒りの感情をもっているようなのですが、そういう態度は示しません。私のほうはベビーにかかりきりで、彼にかまってやれません。本当にその暇がなかったんです。でも彼の祖父母は私がベビーにかかりきりのときには、いつでも彼の相手をしてやっていました。これまでこうした問題を整理して考えたことはなかったのですけれど、今になってダニーにその影響が出始めているのは明らかですね。』

ごく短い時間でギャンブル夫人は、ダニーの悲しみの理由の三層構造を理解しました。

新しいベビーの誕生と、それにともなう母親の部分的な「喪失」が、もっとも重要な層でした。その下層には父の旅行があり、彼には苦痛でしたが我慢できると期待され、それに耐えました。さらに、大事にしていた犬がいなくなりました。そのことについて話したりたずねたりできなかったのは、「喪失」全般について重苦しい疑問や感情を、彼が内に抱えていたことを示しています。

母が気づかなかったので問題はそのままになりました。おそらく祖父母の訪問がきっかけとなって、ダニーは喪失感を表面に表わしたのです。

私の診察室で彼が示した悲しみは、こうした喪失について言葉に現わし、失われたものを探したい気持ちを、私と母親に訴えているようでした。母親は問題にもっと早く目を向けなかったことを後悔しました。

おそらく母親が問題の一つ一つにオープンに対処していても、彼は喪失による悲しみを避けることはできなかったに違いないと私は指摘しました。しかし母親はもっと理解して彼に手を貸せるにちがいありません。

いまやギャンブル夫人は、彼と一緒にこうした喪失の原因を調べ、その一つ一つについて話し合う機会に出会っていることを認識しました。彼の悲しみの各層を解く機会に到達したのです。母親がこれに成功したら，彼を助けて問題を理解し，それに対応できるにちがいありません。なによりも彼の感情を理解して　彼を救えるにちがいありません。

悲しみは避けられませんが，また避ける必要もありません。子どもたちの素晴らしい力は，その処理にも発揮されます。彼らは家族のストレスが高まったとき，両親にはほとんどなにも求めず家族危機になんとか対応します。そして危機が収まり両親が立ち直ってから，自分にも注意を向けてもらおうとします。悲しみはまさにこうしたことの表われです。

危機のときには喪失などの経験をなんとか克服していても，後で埋め合わせが必要なことが多いのです。それが表面化したら，子どもと一緒に記憶のなかに戻り，どういう経験だったか確かめ，追体験するのに遅すぎるということはありません。親と一緒にこういう作業をしながら，子どもは自分自身を知り，つらい経験に対処する能力を身につけます。将来経験する悲しみに対処する方法を学んでいるのです。

こうした喪失経験の後の「安全期」に，子どもは記憶を活用し体験を言葉に表わすことを学びます。幼児期の初期に喪失体験を両親と共有するのは，後の人生で喪失や失望に直面するときの支えとなります。オープンに立ちむかえば，悲しみは家族をもっと強くし，苦痛をうまく処理していくのに役立つのです。

家族内に喪失が生じるとき，親は自分自身が悲しみに捕らえられるために，子どもを落ち着かせる余裕がありません。犬が死ぬことでさえ，ギャンブル家では家族をばらばらにしました。喪失が重なって彼らはさらに互いに疎外され，ダニーは悲しみのなかに置き去りにされました。

親は自分たちの悲しみに時間が必要かもしれません。子どももその悲しみに巻き込まれ心を乱されます。ある場合には防衛機制によって無意識に否定し元気に振舞い，悲しみの通りすぎるのを待とうとするかもしれません。いつもと同様に玩具や友だちに振舞うかもしれませんし，両親を元気づけようとさえするかもしれません。しかしやがて子どもの感情は，悪夢や悲しみとなって表面化するでしょう。

悲しみが表現される時期が遅いために、すでに元気になった両親が、子どもの行動を過去の事件に結びつけられないことがよくあります。悲しみを無意識に否定することは、自分を守る防衛機制なのですが、親の助けを得にくくします。

こうした事態が起こったとき、すなわち子どもの悲しみが後になって表面化し、子どもも苦しんでいるのが親にわかったとき、親が自分を責めすぎれば事態はさらに悪化するでしょう。親は与えられた機会を活用すべきです。悲しみの表現はコミュニケーションと救いを求める申し立てなのです。

悲しみを処理する方法や、信頼する人への頼り方を学ぶことは、子どもにとっても親にとっても大切な課題です。幼児期においても、誰かを失い恋しがり、悲しみうちひしがれる経験をし、さらにそこから立ち直ることを学ぶのは大事なステップなのです。

ギャンブル夫人はこうした機会をダニーに与えられるでしょう。子どもは両親と向かい合い、話し合う経験から、多くのことを学びます。同時に両親は、「喪失」について自分が根底にもつ信念を見直すでしょう。そして悲しみについての彼ら流のとらえかたを再評価し、向かい合う強さを子どもと共有できるでしょう。

## 悲しみの背後にあるもの

ときには悲しみは喪失への反応でなく、他の感情の処理過程であったりします。例えば、無力感（自信喪失）はしばしば悲しみの形で現われます。周囲の世界に対する子どもの試みがいつも失敗すると、子どもの心は抑うつ的になり、悲しみの形で外に表現する場合があります。

### マットの場合

ランサム夫人は四歳の児をつれて受診したとき、九歳の児についてプライベートに相談したいと希望しました。そこで診察が終わったあと、子どもを待合室の揺り馬に遊びに行かせて話を聞きました。

ランサム夫人は背の高い有能な女性で、以前には小学校教員でしたが、四人の子どもを育てるため辞任し、現在では教育機関のコンサルタントに転じて成功しています。九歳のマットを頭に四人の子どもがおり、彼らを誇

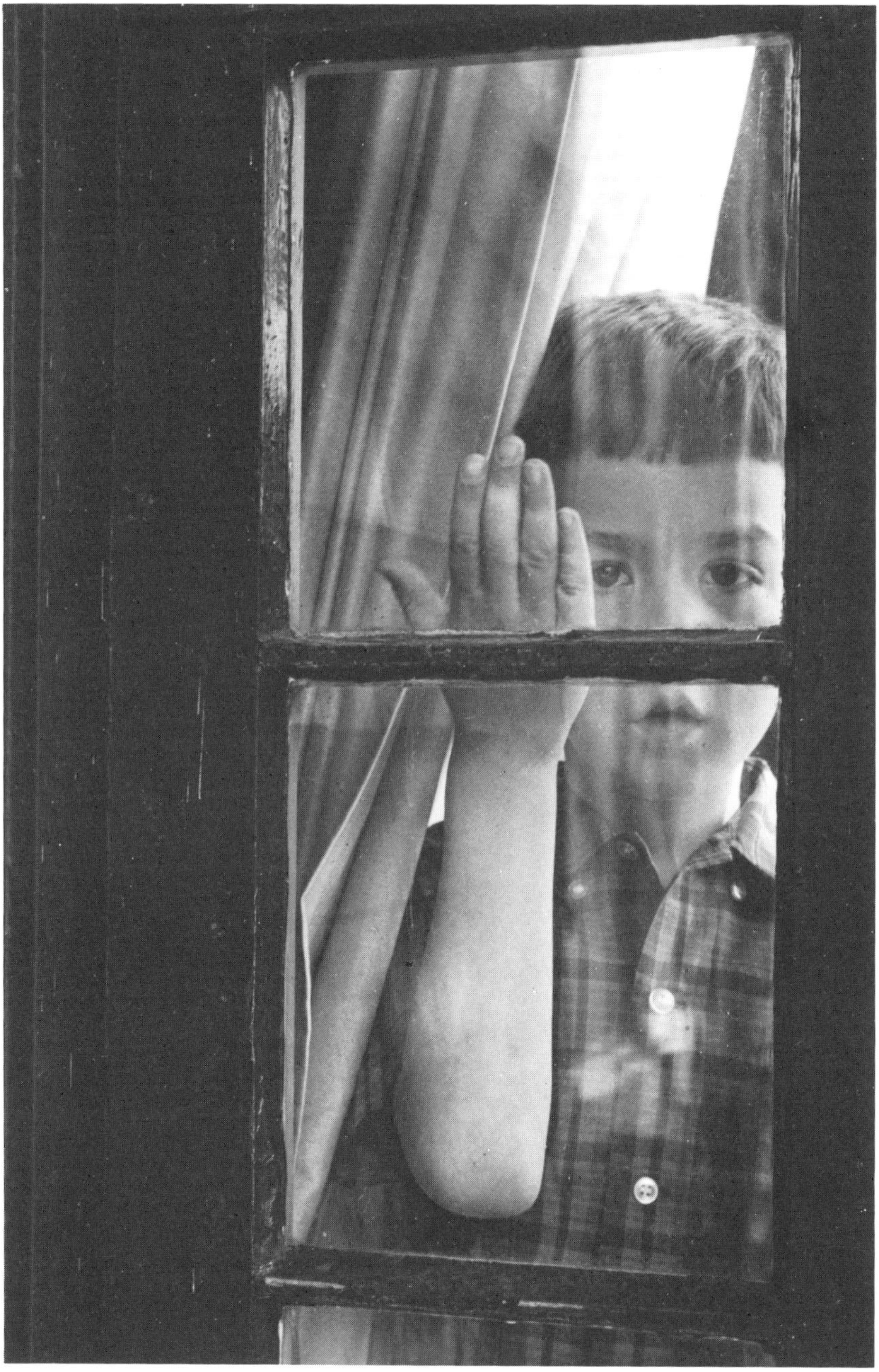

りにしています。彼女の声には強い心配がうかがえました。

『彼はこの頃ひどく悲しそうです。なにに対しても生き生き行動しません。自殺することさえ話題にして、私たちを驚かせます。私も幼いときに似た感情をもっていたことを覚えてはいるんですが。

彼は以前は幸せなすばらしい子で、友だちもいましたが、今は一緒にいてもふさぎ込んでいるので誰も近寄りません。学業や好きだったスポーツも苦痛になっていて、父親と私は途方に暮れています。私たちを助けてください。』

こういう話を私はふだんあまり聞かないので驚きました。子どもがうつ状態になることはまれで、せいぜい一時的なエピソードとして聞く程度なのです。

確かに子どもたちはみな、孤独や失望や怒りや見捨てられたと感ずる経験から、悲しみの感情を抱くことがありますが、彼らはこの悲しみをもたらした周囲の世界に攻撃的になり、罰したいと願うものです。そして彼らの大部分は、もっとも効果的な罰が自殺することだと考えていると私は思います。私自身も子どものとき両親を罰したいと思い、自殺を考えたことがあるのを思いだします。しかしこうした悲しみは一時的なものなので、本物の自殺にあうと驚かされるのです。

私はこうした経験から、マットのうつ状態が続いていることに対するランサム夫人の心配がよく理解できました。マットの友人関係と学業に深く長期に影響しているという事実は、私にもとても心配でした。両親にたくましくと育てられた子どもが、一時的に無力感を感じるのはよくあるし予想できることです。しかしこうした気分が、彼のほかの関係に波及し生活全体に支障をきたすときには、もっと深刻な問題が介在しているものです。

子どもが本当に悩んでいるのかどうか確信がもてないときには、私はいつも子どもの友だちの反応をみます。子どもたちは他の子の情緒的なトラブルに敏感だからです。幼い子でも、遊び友だちの深層の不安や緊張を感じとり、それに耐えられなければ避けるようになります。

ランサム夫人はマットの友だちがまず、どんなふうに心配し彼を元気づけたかを述べました。しかし彼らは耐えられなくなると徐々に避け始めたのです。両親はそれぞれに彼を救おうとし、その悲しみの背後にあるものを探ろうとして、彼に話しかけましたが壁にぶつかり、私の助言を必要としたのでした。両親は彼のうつ状態が彼に対する両親の不安によって、強まっているのをわかっていました。

私は両親と話し合い、毎年の健康診断を口実に彼を一人だけで診ることを提案しました。

マットは背の高いやせたハンサムな子で、以前はいつも愛想がよく協力的で、ときたま検査のため私に会うおりには進んでそれに応じていました。それが今では、われ関せずといった態度でした。問いかけにもそっけなく答え、聞き返す私をがっかりさせる返事ぶりでした。なぜそんな悲しみと絶望を感じるのかたずねてみました。彼は肩をすくめました。彼の気分に影響する身体疾患がないことを確かめ、彼に伝えました。

するとわずかに顔を輝かして、『僕もそう思ってます。でも母は何か治療できる病気があればよいと思ってるみたいです。』と答えました。

『君自身は違うの。』とたずねると、いくらか嬉しそうな表情で、『先生にこの気分を治して欲しいんです。』と答えました。

『マット、君のような子が話すことがらを理解する医者に会ったとしてごらん。その医者と一緒にやっていけるかな。』

『先生は精神科医を考えているんですか。ぼくは精神病ですか。精神病かどうかぼくにもわからない。いつも悲しくて、もうどうでもいいって感じ。みんなぼくを精神病のように扱うし、多分そうなのかな。』

この年齢の子がこうした自分の恐怖に気づいてふれるのは、私の経験ではめったにありません。私は彼に精神病ではないと保証しました。また「こうしたことを理解した医師」は彼を救えるし、救うに違いないとも約束できました。このように理解できたのは、彼が私に求める訴えかたからでした。子どもがこれほどはっきり救いを求めることができれば、治療の最初の最大の難関はすでに越えています。

われわれはマットを、児童精神科の専門医の手にゆだね、その治療はスムースに進みました。私との短い面接では、悲しみを表現することで救いを求めただけでしたが、その悲しみに彼が働きかけるのは容易であるのがわかりました。

マットは長期にわたって自分の混乱を隠し続けた、まれにみる思慮深い真面目な少年でした。早熟なところがあり、幼児期にすでに小学校の最初の数年程度に匹敵していました。風邪を引いたり遊びすぎると喘息になり、それを自分ではいつも、失敗もしくはわるいことをしたとみなしがちでした。

学校に入り二年生になってから、学習障害（訳注：微細な神経機能障害による特殊な学業不振）のために成績が下がったことについても、彼は自分を責めました。父や兄弟はいずれも立派な成績で、この感じやすくてよく気のつく幼い少年には必要以上のプレッシャーでした。マットには自分の失敗のように思えた、こうした内面・外面のプレッシャーが、悲しみの症状をさらに悪化させました。悲しみは、自分に対する失望を隠すものとして使われました。

幸い彼の両親はこれを理解し、彼を助けることができました。治療がこうしたパターンへの気づきを深め、オープンに効果的に処理したので、彼ら全員が救われました。

一年後に、マットは別人のように明るい少年になりました。

マットの症例はこうした症状をもつ子を気づかう親たちに、いくつかの糸口を示しています。

まず彼の年齢が重要です。九歳で、人に好かれうまくいっていた少年は、それだけに自分自身を立派だと思わねばならなかったのです。友人はこの年代の子どもの自己イメージの重要な部分です。彼が仲間からほとんど満足を得ず、仲間の関心が彼から離れていったという事実は、マットの悲しみがどんなに深く根ざしていたかを示しました。彼の両親が彼を助けようとしてもできなかったのは、彼がどれほど自分に悩んでいたかの第二の証拠でした。悲しみの持続の長さも一つのシグナルでした。治療が成功した最大の理由は、援助が必要であることに子ども自身が気づいたことでした。

診察室で私がその機会を提供したとき、私に助けを求めることができたのは、この少年が無力感に負けない強い生命力があったしるしです。マットの症例は、子ども自身の葛藤を真面目にとりあげるのに、親と医師がどれほど重要であるかをまぎれもなく物語っています。

## 指針

子どもが悲しんでいるようにみえるとき、親が踏まなければならないステップ。

(一) 子どもを真剣に扱いましょう。子どもの悲しい気分を突き放したり冗談にするのは、子どものためになりません。わざと注意を引こうとしているのでなければ、子どもの悲しみは、重大なサインとして注目しなければなりません。そのサインを真面目にとりあげることにより、親はしばしば子どもを理解して救えるはずです。

(二) 悲しみの生じる状況を観察しましょう。不意に現われるか、日中頻繁に現われるか。悲しくなると仲間と遊ぶのを止めるか。叱責した後や欲求不満を起こしているときに、悲しみで反応するのは当然で、必ずしも意味のあるものではないと考えてよいでしょう。もし子どもがちょっとした欲求不満のたびに悲しみの反応を示すなら、親はさらに繊細に子どもを観察し、子どもの感情に注意深く目を向けなければなりません。悲しみが子どもの楽しい経験まで妨げるなら、症状がさらに深刻だと考えなければなりません。

(三) 原因を知るため、症状の背景を理解するよう務めましょう。親であるあなたが、一連のはっきりした決定的理由を明らかにでき、その理由を理解できれば子どもを救うのは容易です。親のあなたが理解できないほど、複雑で深層に根ざした理由が介在するならば、あなたと子どもには第三者の評価と援助が必要でしょう。

(四) どんな事態でも、悲しんでいる子どもは、親密に世話をしてもらいたいと感じています。一緒にすごす特別な時間を作り、親密な関係を育てるよう努めましょう。前章で述べたように、週に一回は、子どもと一緒にすごす特別な時間を作りましょう。これは他の人に分担させられない、子どもとの一対一の方法です。このときその週の出来事について話し合えば、あなたと子どもが望む親密さのシンボルとなります。悲しみの感情が強いときにも、子どもが深層の秘密をとり除いたり、とり除きたがるとは限りません。また子どもの自己防衛力を弱めるのは、得策でないかもしれません。しかし「私はおまえを愛しているから、ここにいて理解しようとしているのだ」と表現することは、象徴的で非常に強力です。

(五) 子どもの性格の根底にある多くの感情――喪失感・孤独感・無力感・怒りや抑圧感――こうした感情の全ては、悲しみとして表現されうることを理解しましょう。親の働きは、子どもの日常生活から、重大なことを理解することではないでしょうか。悲しみは救いを求める叫びです。子どもを救う機会に気づかせてくれる、価値あるものです。多くの子どもの幼年期は、普通いわれるような喜びに満ちあふれた苦労のない状態ではないけれども、自分自身と自分をとりまく世界について学習する喜びが、ストレスよりまさっている時期であるのは間違いありません。幼年期の大部分は楽しいものであるべきです。

# 4章

# 指しゃぶりと愛玩物

## ・・・自立の過程

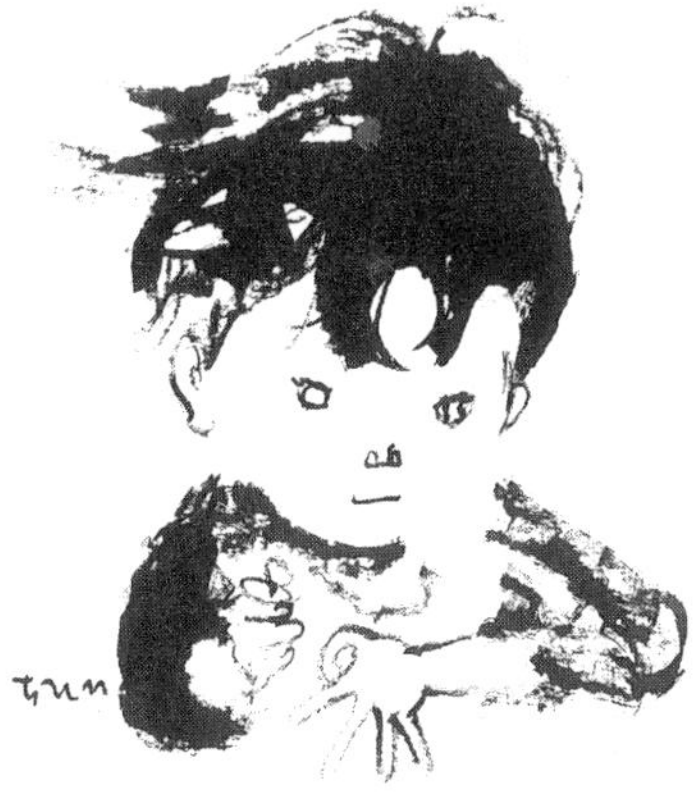

米国の社会は、赤ちゃんに多大の自立性を要求していて、このプレッシャーは生まれてすぐから始まります。

別の文化圏では、母親は夜は子どもの側にいて寝かしつけるのが普通です。目覚めるとすぐ乳が与えられます。多くは母乳です。授乳後も保護者が傍にいて見守り語りかけます。絶えず抱かれたり布でくるまれていて、動きまわらないようにされています。保護者は赤ちゃんが泣かないようにし、泣けばなだめます。したがって赤ちゃんが周囲を見たり聞いたりして、自分をなだめるといった必要はありません。

こうして赤ちゃんの欲望のすべては、まわりの人によって解決され、自立は期待されていないのです。

われわれの社会の目標は異なっています。

よちよち歩きの子でも、遊び仲間の中で自己主張し自立を学ばなければならないと、親は考えます。三、四歳になると、ジャングルジムのてっぺんに登らせたがったり、アルファベットの暗唱をさせたがる幼稚園の先生(や親)に従わなければならないでしょう。一年生になると、懸命に仕込む先生に行儀よく並んで座らせられ、活発な遊びで得られる自然なあふれんばかりの喜びを、隠す方法を覚えなければならないでしょう。

これがわれわれの世界で必要とされる、複雑な技術を学習する長い道のりの始まりです。子どもはそれに備えねばならないし、親もそれを承知しています。子どもたちに期待されるものはいろいろですが、ある領域でははっきりしています。それは知的に高水準に達することです。現代社会では、この準備をすぐ整えられないと、三・四歳でも落伍者とみなされがちです。

この目標は若い親たちにとって、なんと過酷な負担でしょう！　この目標のために、親たちは赤ちゃんにおもちゃを与えるよりも、初期刺激をプログラムする方法を採って、早く学習パターンを押しつけようとします。それに人間の赤ちゃんは、驚くほど素直に反応できます。

子どもは九カ月でどうにか歩けるようになり、二歳で数を順に数え、三歳で単語を、四歳で文章を読むようになります。そして子どもは、こうした期待の背後にあるプレッシヤーへの対応法まで学びます。

しかしわれわれの文化圏の子どもたちは、こんな育て方に、「どんな価値が？」と反対の叫びをあげる誰かを必要としているのです。

赤ちゃん、子ども、そして成人さえも、新しい課題を達成すると、それにふさわしい固有のフィードバックシステムにより、達成を自覚して「ほかでもない私がそれをやったのだ」と自分にいい聞かせます。

ピアジェが「学習の気づき」とよび、ロバート・ホワイトが「コンピテンスの感覚」とよんだこのフィードバックは、赤ちゃんをつぎの達成へと駆り立てます。それは各段階を学習し、進んでそれに頼るようになる気づきを提供します。生後四－五カ月の乳児は最初、腕を使って立ち上がろうとします。だんだん上手になり両足で直立できると、「みてよ、ぼくは立ってるんだよ」とでもいうように顔を輝かせます。そしてその瞬間に立つという目標は達せられたことになります。

この内発的な学習力が、環境からの援助と結び合わされると、プレッシャーと報酬の強力な作用が成立し、学習全般に拍車がかかります。赤ちゃんはこうしたプレッシャーに自分の可能な限り反応します。そして成功するとと報酬を受けます。

したがって赤ちゃんが新しい刺激的な仕事を学ぶことは、疎外されている不幸な状態ではありません。しかし赤ちゃんには荷の重すぎるパターンを身につけるかもしれません。赤ちゃんが生きて行くためには、内面的・外面的プレッシャーを代償する方法も、学ぶ必要があるのではないでしょうか。

## 落ち着きと快よさの発見

私たちは子どもの愛玩物・毛布・おしゃぶりへの依存を、「代償」の方法としてみる必要があります。なぜなら赤ちゃんや小さな子が周囲の世界にうまく対応し続けるには、自分を慰め落ち着け、周囲からの関わりを絶って、活動や新しい技能の習得を一時休止する技術を学ぶことも必要だからです。

新生児があたりを見まわし物音を聞こうとするときに、自分を落ち着かせるために、手を口にもっていくことに注目しましょう。より年長の赤ちゃんや幼児には別の支えが必要です。われわれが提供・促進する刺激に応じて、子どもは興奮の頂点まで自分を高め、ついでより静かな休息と回復の自己充実期に下がります。愛玩物は、この周期的活動の重要な部分として理解しなければなりません。

　例えば、サークルベッドで平和に眠っている新生児をみてみましょう。

　目覚め始めると赤ちゃんは、びっくりしたように腕を前に突き出します。驚愕すると同時に少し目を覚まし、ついで再び軽い眠りに落ち込みます。もう一度驚愕した後で、寝具という巣の中でさらに活発にもがきながら動き始めます。瞼はあたりを見ようとするかのようにわずかにぴくぴくします。そしてわれわれがモロー反射とよぶ驚愕運動で、腕を広げ足を伸ばしてベッドのなかではねます。これが赤ちゃん自身を驚かせ、そして泣き始めます。するとまた驚愕が起こり、それが引き金になって、もっと活発に短く泣きます。あなたが手出ししないで見守ると、赤ちゃんは自分を制御しようとします。活発な覚醒状態になり、頸を一方に傾けて、われわれが緊張性頸反射とよぶフェンシングに似た姿勢をとります。腕が延び身体はアーチ状になります。伸展した腕を調節しながら、口や頬に手をもってこようと繰り返し努力します。これがうまくいって手が口にふれると運動は終わります。目を見開いて満足気にあたりを見まわします。口まで手を持っていくのに成功して指をしゃぶっていると、赤ちゃんは長い間平和に横たわり、あたりを見まわし物音に耳を傾けます。

　これは人間の新生児に組み込まれているセルフコントロール行動の一つのパターンです。一人でおかれているとき、赤ちゃんは新しい世界の光景や物音について学ぶために、落ち着こうとすると、このパターンを用います。胎児も口に手を運ぶことが知られています。これは出生時に確実な既定パターンになるのに役立っているのではないかとさえ推測されています。

　乳児のしゃぶる行動の目的が、通常の授乳とは違った意味合いももっているとすれば、赤ちゃんと接する大人は改めてよく考える必要があります。

　われわれのグループは、母の胎内で動きはじめた妊娠五カ月の胎児を観察しました。胎児はボストン産婦人科病院で、子宮内診断に今では日常使われている新しい超音波装置によって、目で見ることができました。胎児が動くと手を口に運んで固定し、指を一本決めてその小さな指をしゃぶり始めるのを観察しました。指は見えるか見えないかの小さなものでしたが、しゃぶる運動は認められました。しゃぶり始めると胎児はおとなしくなりました。われわれはひどく驚き、母親は大変喜んでいいました。

『まあ、こんなに活動できるんですね。自分を落ち着かせることだってできるとわかって、私は安心しました。』

彼女がわれわれに語ったところでは、彼女にはセルフコントロールに問題のある過敏な子がいて、さらに問題児が生まれるのを心配していたのでした。胎児が自分をコントロールできるのを知って、彼女はこの新生児に対面する勇気を得たのでした。この胎児の指しゃぶりは母子双方に役立ったのです。

母親の感想は、指しゃぶりの重要な意義――困ったときに自分をコントロールすること――を指摘しています。

病院の新生児室で、周囲の刺激に過敏で、突然のちょっとした物音や動きに対してすぐに泣き始める赤ちゃんを、私はしばしばみます。この過敏性は後に問題になることがあります。過剰反応は乳児初期に、コントロールできない泣きを誘発しがちです。

過剰反応する赤ちゃんは生後数カ月間、長時間にわたって泣き続け両親を参らせます。三カ月頃に泣き方は弱まりますが、今度は他の方法で過剰反応を表わします。こうした児は成長すると、新しい刺激がくるたびに気が散りやすく、一つの課題に集中できないかもしれません。

赤ちゃんにこういう過敏状態があると将来が心配なので、最近では私はこうした赤ちゃんには、指しゃぶりを「教える」ようにすすめています。赤ちゃんが手を口にもっていく行動を習得すると、母親は赤ちゃんの親指に手を添えてしゃぶることを教えるのです。成功すると赤ちゃんは平静さをとり戻し、自分をコントロールできるようになるでしょう。指の置き場が決まると、赤ちゃんは気を散らさずに周囲の事物に注意を向けます。指の置き場を忘れると、その活動は再び逆戻りする傾向にあります。

活発で感受性の高い赤ちゃんをもつ親は、指しゃぶりが赤ちゃんの平静を保つのに重要な手段であるのにしばしば気がつきます。きわめて活発で過敏な子は、多くの子どもたちがする以上にこうした方法を、平静を保つ方法として必要なのです。

## 親の心配

われわれの文化圏では、指しゃぶりや、毛布とかぬいぐるみの熊のような「愛玩物」に依存するのはわるいくせと考えられています。平静を保つために指しゃぶりに依存する一－二歳児をもつ親たちは、これを障害の徴候であるかのように語りたがります。『どうしたらこの子のおしゃぶりを止めさせられるでしょうか』とか、『彼女の毛布をいつとりあげたらよいでしょう』といった調子で。

こういうときは私は母親に、なぜ止めなければならないと思うのかをたずねます。こうした質問に戸惑って、母親たちはこう答えます。

『私がよい母親でないような気がするのです。それに入学の頃にまだ毛布が必要かもしれないと想像しますわ。きっと笑いものになります。』

子どもが「くせ」を利用して、周囲のできごとや人から逃避しているわけではないのなら、その習慣は異常ではないと保証できます。育ちにつまづきがあったり引っ込み思案の子のなかに、周囲の圧倒的な世界から逃避する目的でこういう「くせ」を盾にする子が多いからといって、こうしたくせ自体を悪くみることはありません。周囲に適応するために愛玩物を利用する子に、つまづきがあると考える必要はありません。

われわれの文化圏では、ほとんどすべての子は支えが必要です。われわれ大人は野心的な目標をもち、子どもたちにも同じことを求めます。赤ちゃんや子どもには素晴らしい能力があり、期待に応じて生きていきます。達成したこと自体にも刺激を受け、喜んで期待に沿うよう生きていきます。ある能力を発揮すると、より高い能力を自ら求めます。一歳の終わりになると、能力を発揮したいという欲求は親の期待に一致します。

指しゃぶりや愛玩物を手放さないといった、自己を快くする行動が必要であることは、小さい子どもがどんなふうにそれを使っているかをみれば明らかです。疲れても止められないときに、彼らは自分を落ち着けるために馴染みの自愛的パターンを使います。

### サラの場合

かわいい大きな眼をしたサラは、私の診察室で遊んだ

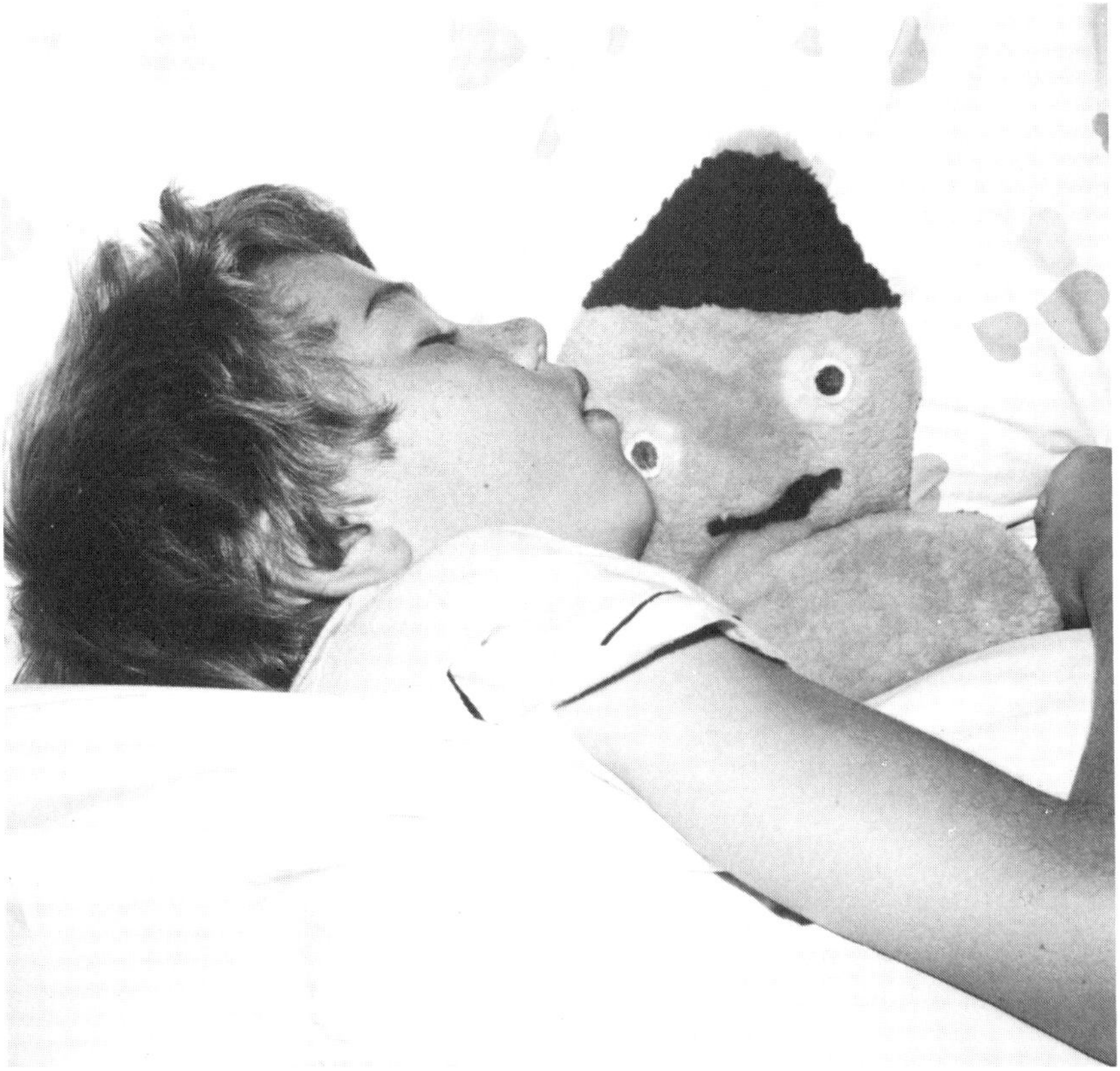

ときに、新しいおもちゃの一つ一つを見つけだしては喜んで文字どおり飛び跳ねました。消防車のサイレンに叫び木馬のペダルを踏みました。この種の玩具はもう知っていてつまらなかったに違いないのですが、そんなそぶりをみせませんでした。

彼女は私のプレイルームで興奮してみせ、私と話している母親の関心をとり戻そうとしました。母親や私に玩具を手渡して自分の存在を認めさせたがりましたが、同時に私と話しをしたいという母親の欲求も尊重していました。その振舞いをみる限り、彼女は魅力的で活発な少女でした。

少したって彼女はやる気を失って、親指にもどってきました。右手でパズルを探しながら床に座り込んで、左手の親指を無造作にしゃぶりました。気力を使い果たしていて、われわれが彼女に注意を払う必要があるのは明白でした。彼女に目を向けると快活になり、親指を離して再び動き始めました。

サラを診察するとき母親が彼女を抱き上げました。気配を察したサラは抗議するように床に仰向けに寝ました。

『サラ、いけません、先生があなたを診察しようとしているのはわかっているはずよ、私の膝に座りなさい。』と母親がいいました。

従順にサラは抱き上げられて手足をぶらぶらさせました。母親の膝で無抵抗な表情で服を脱がされると、再び左親指を口にくわえました。服を一枚ずつ脱がされるごとに、サラは防衛線を一つずつ侵略されているようにみえました。くわえた親指は動かしませんでした。

最後の一枚を脱がせるとき、私は、『パンティはそのままでいいですよ』といいました。サラは辛い気持ちをわかってくれてありがとうというように私をちらっとみました。

私は聴診器やそのほかの診察器具をもって近づくと、彼女のものである、不潔な悪臭のする、でも明らかにお気に入りのぬいぐるみのうさぎを手渡しました。彼女は左の指をしゃぶったまま、「うさちゃん」を右腕でしっかりつかみました。彼女はなんの抵抗もなく彼女と「うさちゃん」を診察させてくれました。最初は親指を口にくわえたままでしたが、彼女が診察に関心をもつにつれて手を放しました。

その時点で彼女は本当に私を信頼して、自分と「うさちゃん」の診察をさせたのです。『ところで君のうさちゃんは口の開き方を知らないみたいだよ。君がやってみせてくれないかな。』といったときなど、微笑みさえしました。でもすぐに彼女の親指は口に戻りました。

自分をとり戻すこの短いが重要な方法は、彼女にはきわめて重要なことに思われました。

それで、母親が『みてください。また指をしゃぶっていますわ。どうやって止めさせたらよいのでしょう』といったときに、私は本当に驚いてしまいました。

サラは親指を有効に使っており、困ったことでなく、彼女の能力とみなすことができました。馴染みのない状況に押しつぶされそうになったとき、彼女はこの支えをうまく使ってそれに対処できました。しゃぶり始めると、その眼はいくらか輝きを増して自分をとり戻しました。そうやって直面するできごとに立ち向かうことができたのでした。この支えによって、つぎの状況へ自分を立て直すこともできました。未熟さがすばらしい能力に結びついたのです。

## しゃぶること――どの子にも必要なこと

こうした支えが子どもに必要であることは、親の罪悪感をかき立てるようです。ここで、しゃぶることの効能について説明しましょう。

かなり以前に、私自身が基準をもつために、うまく適応して明らかに両親から愛されている一群の赤ちゃんを研究したことがありました。こうした健康な赤ちゃん全員におしゃぶり行為が認められるのがはっきりすれば、心配する親たちを元気づけられます。赤ちゃんは放置されているわけでも虐待されているわけでもないことを、それぞれ確かめました。つまり親たちの育児法は普通でした。私は八十人の親にどの程度の時間、どんな環境下で幼児が指しゃぶりをしたか、日常記録を提出するように求めました。この研究から多くのことがわかりました。

まずほとんどの赤ちゃんは、身体の一部か愛玩物に熱中する特定のパターンをもっていました。母乳で育てられて満足している赤ちゃんはむしろ、人工乳で育てられている赤ちゃん以上に指しゃぶりが多かったのです。その理由を母親にたずねると、こう答えました。

『赤ちゃんはしゃぶるのを楽しんでいるようにみえます。ほとんど一時間近くも母乳を吸わせても、まだ赤ちゃんは親指をしゃぶることによってこの授乳を続けているつもりです。ですから二つのこと——つまりお腹一杯になればおっぱいから離れることと、それでもまだしゃぶって楽しむこと——を続けたいかのように。もしおっぱいを吸い続ければお腹が苦しくなるけれど、指しゃぶりを選べば安らぎを得られます。』

この観察によって、指しゃぶりは新生児期に始まり、移行期——眠りこむとき、目覚めるとき、刺激的な遊びの途中で休むとき、お腹一杯になっておっぱいから離れるとき——のために、このパターンが保存されるのがわかりました。もっと後には、よちよち歩きの子が興奮しすぎて休息する必要が生じたときに利用されていました。

指しゃぶりは、子どもが周囲のたくさんの要求に適応するための、一つの方法のようです。

頻度と持続時間を測ると、生後七カ月では一日合計四時間にもなりました。赤ちゃんは物に手を伸ばすことや、起き上がったり、這ったり、歩きまわるといった新しい技術を身につける途中では、欲求不満が増大しました。しかしそれぞれの段階に達すると、指しゃぶりは減少しました。這うことを覚えた後は、指しゃぶりはとくに確実に減少しました。

本当のストレスや移行期以外に、五—六歳まで指しゃぶりを続ける子は少ないことがわかりました。そして親が介入してこうしたパターンを止めさせようとする場合に、親が子どもを受容していないと、赤ちゃんの不安を強め、「くせ」を続かせているように思えました。両親の介入にもかかわらずこうした「くせ」に固執するのは、それが子どもにとってきわめて大事な支えになっている場合でした。結局、乳児期に指しゃぶりを無理に止めさせることは、間違いのように思われました。

指しゃぶりは乳児期にはある意味で自然な、むしろ望ましい行動です。例えば、赤ちゃんが疲れ、退屈し、欲求不満を起こしているとき、利口な子は指しゃぶりなどの快い気持ちの落ち着く行動に入るでしょう。これが支えとなって、赤ちゃんは刺激的な世界に旅立ち、知ることができます。静かに時をすごし元気を回復し、やがて

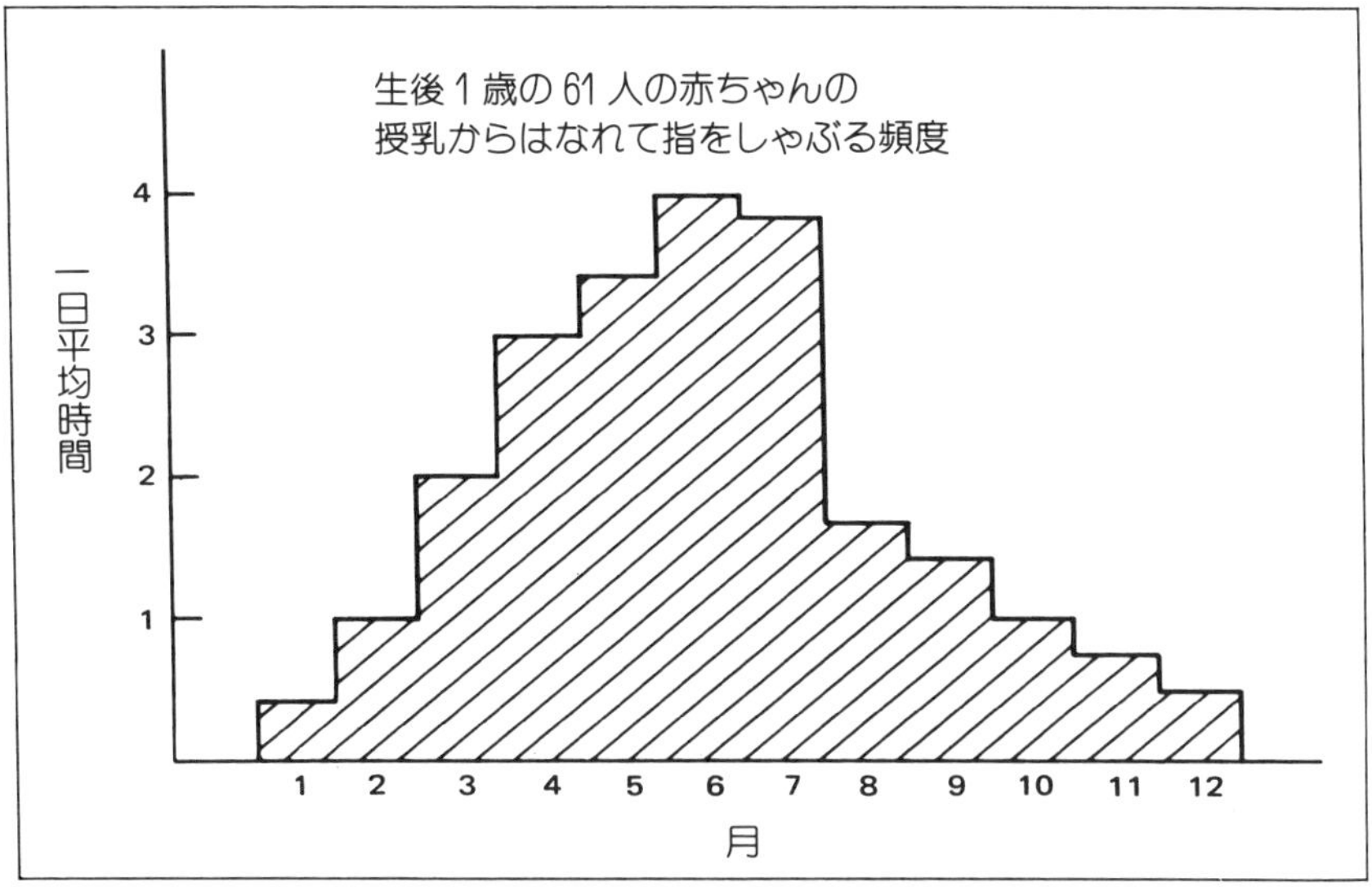


周囲の世界との、つぎの刺激的な相互作用に対応できるようになります。新しい課題を学習し周囲からの新しい要求に直面する時期には欲求不満が強まりますが、赤ちゃんはこんな方法でその期間にも、自己を回復し再挑戦する力を獲得します。指しゃぶりが生活時間の大部分を占めるようになったり、あらゆる種類のプレッシャーから身を引く手段に使われるのでなければ、親は気にする必要はありません。

指しゃぶりがなぜわるいことと思い込まれているのか、親たちが止めさせようとするのか――逆に習慣化してしまうほどに――私には理解できません。もう気にかけたり、干渉しないようにしましょう。五、六歳になれば、ほとんどの子どもはその「くせ」を利用しなくなります。歯科医さえ楽観的な意見をもっています。五歳以前に起こる歯並びの歪みは後で治すことができるが、心は治せません。

通常は、一歳児の指しゃぶりは多いのが当たり前で、二歳児では活発になるぶん減り、三、四歳児以降は疲れたり、不幸だったり、退屈していたりする場合に限っての指しゃぶりに退行します。こうしたパターンは、六、七歳まで続くこともあります。

そして、指しゃぶりに退行するのが頻繁だったり、盾のように利用されるなら、それは不幸な子どもがそこにいると警告するシグナルです。

## おしゃぶりと愛玩物

親の多くは指よりおしゃぶりを好みます。おしゃぶりは同じ目的に役立つし、大部分が同じように利用されるはずです。

私が指しゃぶりのほうを好むのは、子どもが必要な場合にはいつでも得られるからです。

まずおしゃぶりは誰かの思惑があって提供されがちです。赤ちゃんの手首やベッド柵におしゃぶりを結んでおくと、赤ちゃんが利用しやすいのは確かです。それが赤ちゃんの気持ちを安める手段になっているのなら続けるべきでしょう。しかしそれはまだ赤ちゃん以外の決定者に任されています。だから一般的には、私としてはおしゃぶりより指しゃぶりのほうがいいと思います。

しかし活発な手のかかる赤ちゃんは指しゃぶりを習得できにくいので、こうした赤ちゃんにはおしゃぶりは大事です。それは赤ちゃんが障害――親や周囲の人と関わりをもつことの妨げになる過剰な活動――を締め出す方法です。だから赤ちゃんがおしゃぶりに頼っている場合には、あなたの判断でそれをとりあげるのは、残酷なことだということを記憶しておいていただきたいのです。なぜなら乳児期だけでなく二歳児や三歳児も、指しゃぶりかおしゃぶりがときどき必要なはずだからです。赤ちゃんが他の愛玩物に気持ちが向かうようになる前に、それをとり除くのは残酷です。

三歳くらいになると、子どもはぬいぐるみの熊や人形を愛玩物として「気をまぎらわす」ようになるのが調査でわかりました。しかしそれはゆっくりした子どものペースでおきかえられるべきであって、親のペースであってはいけません。

おしゃぶりはある時期になったら、ほかの愛玩物にかえるべきです。前もって準備しておきましょう。

親子で話し合い同意を得、子どもが三歳になった後ならば、人形や動物をおしゃぶりのかわりに使えます。とにかく突然とりあげることにならないよう気をつけましょう。それは無分別で不当でもあり、子どもが不安を生じ混乱するかもしれません。子どもがおしゃぶりを必要とする限りは、使えるようにしておいてあげるべきです。

適切な時間と場所で愛玩物を利用できるように、三歳以後にはおしゃぶりや愛玩物を子どもの部屋やベッドだけに制限するのもよいでしょう。多くの子どもは後で愛玩物の「支え」が約束されるなら、就寝時や休息時まで待つことができるものです。旅行とか病院に行くといった特別なストレスがかかるときには、子どもがおしゃぶりや愛玩物を一緒にもって行くのを認めるべきです。

## 愛玩物は祝福されなければならない

人形やぬいぐるみや毛布が与えられていて、余裕のある育ち方をしているのをみると、私は子どもに豊かな力があるのを感じて、その子とその将来に希望がもてます。往診したときに、子どもが長い間繰り返し抱いた、汚れて臭う擦り切れたぬいぐるみをみつけると嬉しくなります。

### マークの場合

私の家の近所のアパートに住む三歳のマークに会いに行ったとき、彼は母にすがって泣いていました。中耳炎かと思いました。この前の健康診断のときはゆったりした少年で、われわれは診察室で親しくなれたのに、このときは別人のようでした。私をみただけでも大声で泣き叫び、母親の膝に身を隠しました。彼の不安を理解して助けなければ、診察は辛いものになりそうでした。

私は目で探して部屋の一隅に、とても汚れてぼろぼろになったぬいぐるみの熊をみつけました。それは詰めものがとびだしかけて、まるい小さな眼は片方なくなっていました。私はマークが私を注意深く見守っているのを眼の一隅でとらえました。

彼はこのみすぼらしいぬいぐるみが彼の一部であるかのように、私が近づくと『ダメ、ダメ』と叫びました。母親が彼をなだめ、私は彼にたずねました。

『マーク、君の友だちを抱いていいかい。君の所へ連れて行こうか。君が病気だから、悲しんで君をなぐさめたがっているよ。抱いてあげるかい。』

マークは注意深くこの動物を抱きしめました。私はわれわれの間の架け橋をしてくれるぴったりの玩具を発見したのがわかりました。母親が彼を抱きしめたように、彼は診察のときに「熊さん」を抱きしめました。

私はまず聴診器をぬいぐるみに近づけました。そっと聴診器をそのぬいぐるみにあて、ついでマークの母親の胸に当てました。マークの呼吸が安定し眼のなかの不安が消えるまで、ぬいぐるみと母親を何度となく往復しました。最後に声をかけて安心させながら、三人のなかの一人といったふうに彼の胸に聴診器を当てることができました。

やがて私はマークの胸、腹、首、そして耳を納得のゆくまで診察することができました。それは実際、ぬいぐるみの診察を彼の見本として見せることで可能になったのです。この診察は数分かかりましたが、マークはおとなしかったばかりでなく私を信頼してくれました。

最後に咽頭を診るために、私はぬいぐるみの口を光で照らしました。

『マーク、彼は口の開け方や舌の出し方を知らないんだよ。教えてやってくれるかい。』

マークは従順に自分の口を大きく開いてみせました。私は母親に、舌の出しかたを彼に教えるように頼みました。彼は母親をよくみてうまくまねました。われわれは彼の愛する「ぬいぐるみ」に感謝しながら、泣き声を全然聞かずにすべての診察を終えることができました。

子どもは病気になると、病んでいるみじめな状態に適応するために、自分の愛玩物に頼ります。子どもが入院して、異様なよそよそしい環境に一人おかれる場合に、私がいつでもお気に入りのおもちゃをもってきてもらうのは、子どもが愛玩物といるとずっとすごしやすいことを知っているからです。

愛玩物をもつよう子どもに奨励すべきでしょうか。私はそうするべきだと考えます。

また、ベビーベッドで赤ちゃんが多すぎる玩具に囲まれている場合は、おもちゃと赤ちゃんの関係がむしろ育ちにくいことも知っておいて欲しいと思います。赤ちゃんが眠る場合や一人でいる必要がある場合、またほかに誰もいなくて自分のなぐさめや仲間が必要な場合に、どの玩具が彼のお気に入りなのか、早くからよくみきわめるようおすすめします。

もし社会的に許されない物の場合は、子どもと愛玩物を保護する方法はたくさんあります。それが毛布ならば、大きすぎ汚れすぎているなら、半分にして三十分も水洗いするとよいでしょう。それがぬいぐるみの熊でぼろぼろなら、つぎをあててやるとよいし、詰め物に子どもがアレルギーを起こすようならば、フォームラバーに詰め替えられます。

子どもが必要とする限り、大事にしている愛玩物や、それ（自分の一部でもあります）に頼りたい欲求に注意を払うようおすすめします。六、七歳になれば大部分の子は、もっと興味を引く友だちや玩具に関心を移します。それでも自分の分身である愛の対象をもつことは、どんなに素晴らしいことでしょう。

もし親指や愛する対象が子どもの成長に役立つならば、それらを大切に保存しなければならないのは明らかだと思います。子どもは成長し、愛や興味の対象もかわっていきますが、乳幼児期にこうした自己依存的パターンから学びとるコンピテンスの感覚（有能感）は、成長に大変役立つでしょう。

## 指針

この章では「愛玩物、くせ」について説明してきました。親がこれらを許容しやすくなるように、いくつかの提案をします。

㈠　許容できる「愛玩物」を早くから計画しましょう。赤ちゃんがいったん愛着をもったら切り離すわけにはいきませんから、生後数年の間続いても心配しないですむものにしましょう。

㈡　赤ちゃんにベッドでミルクを与えてはいけません。夜も口にミルクを含んでいると、歯をそこなうことはもうご存知でしょう。六歳児の永久歯が汚れて虫歯がたくさんあるのは、生後何年間もベッドでミルクを飲み続けた結果です。赤ちゃんに愛玩物として哺乳瓶が必要なら水を入れましょう。そうでなければ他の種類の「愛玩物」——玩具や毛布——を与えるか、指しゃぶりを認めましょう。

㈢　赤ちゃんは睡眠や休息のためベビーベッドに入るとき、布切れや毛布をもちたがります。洗えて小さく切れるものを与えましょう。大きな毛布だと引きずって汚れます。小さく切って与えれば彼のにおいがしみこむほど長く大事にされるし、また時々親しみをなくさない程度に洗うこともできます。

㈣　特定のおもちゃや物に赤ちゃんが愛着をもっていると思ったら、それだけを最初から愛玩物として与えましょう。一つの玩具は玩具であふれたベッドよりはるかに大切です。たとえ幼児が抱えきれないほどの玩具に執着するようにみえても、切り離されて「特別の」愛玩物とされるなら、もっと意味深いものになるでしょう。新しい人形は立派には違いないのですが、それがぼろぼろに汚れても子どもは大事にするという事実をよく知っておくほうがよいのです。一番汚れて臭いぐしゃぐしゃになった玩具は、一番愛した友だちです。この友だちの重要性を考慮して、子どもの一部として愛玩物をとり扱わなければなりません。

㈤　子どもの愛玩物を、哺乳瓶から「より成熟した」物に切り換える必要が生じれば、長く子どもがもち続けられるものを探しましょう。まずそれについて説明し、その意義を力説することから始めましょう。新しい玩具を哺乳瓶に結びつけ、彼が哺乳瓶のかわりにその愛玩物をもつようになる日がくることを話しましょう。二つのおもちゃを結びつけると、古いもののにおいから新しいもののにおいへの切り替えがたやすくなります。こうして紹介され話題にされているうちに、新しい愛玩物が気に入って哺乳瓶は捨てられるはずです。

# 5章

# 兄弟の年齢間隔

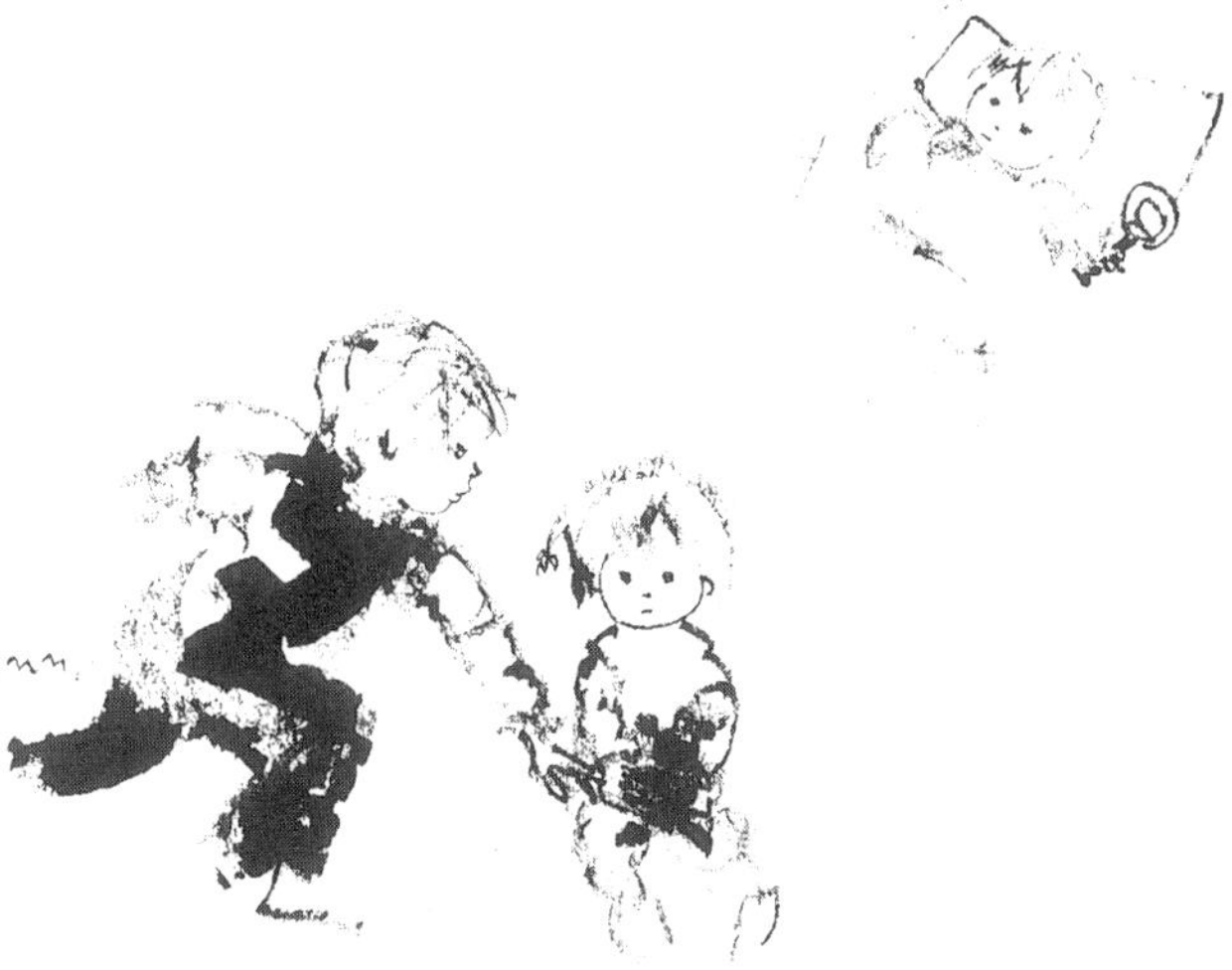

最初の子どもと深い愛情関係が成立するにつれて、「つぎの子はいらないんじゃないかしら」という疑問が生じます。新しく親になり二、三カ月たつと子どもと適応でき、互いに愛しあっていることを実感してとても楽しくなります。四カ月の赤ちゃんは親が見つめると、彼らを讃えるように微笑み返します。親の呼びかけには身振りや、『あー』で応えます。赤ちゃんは親と気持ちを伝えあおうとして、身体を精一杯動かします。赤ちゃんと「語り合える」ようになる、この一瞬ほど快いものはない、と親は感じます。そして親は自信をつけるのです。

しかし、蜜月には遅かれ早かれ終わりがきます。つぎの子と愛情関係を築くためには、第一子を愛することを止めなくてはならないだろうかという心配は、親を驚くほど苦しめます。つぎの子を作るまいとすると、「一人っ子はスポイルされたり苦しむのではないか」という心配も起こり、親のプレッシャーになります。親が共働きなら、一人では子どもが寂しいだろうと考えます。彼らは友だちであり血のつながった第二子を、第一子に与えなければならないと感じます。

そのため多くの家庭は、今日、子ども二人を目標にします。家庭が職業のハンディになる女性たちは、「仕事に復帰できる」よう早めに第二子をつくらなければならないと思います。

さらに、一人めの赤ちゃんは三角関係をつくり、父母はどちらも当の赤ちゃんを独占したいものです。二人いれば両親がそれぞれ専用の赤ちゃんをもてると、無意識のうちに考えがちです。こうして二人の赤ちゃんをもつのが一般的な家庭の理想になっています。こうした葛藤は、喜びにあふれた生後一年目のさなかにむしろ起こりやすいのです。

## ハネムーンの終末

どれくらいの間隔でつぎの子どもをもつのがよいかは、第一子の発達状態から推測できると、私はこれまでの経験から考えています。この時期は第一子がめざましく自立する時期に関連しています。

### ジーンの場合

子どもが五カ月位になると、若い母親は、『ジーンはうまく育っています。つぎの赤ちゃんをいつもつべきでしょうか』と聞くでしょう。ジーンを育てることがあまり楽しいので、つぎの子を苦痛に感じ、「もつべきか」と聞くのです。

五カ月のジーンを観察すると、まだ早いと推測できます。彼女はまるくやわらかく、凹凸のある塊の状態で診察台に横たわります。注意深く周囲を見まわし、一つ一つ新しい物体を吟味するように真剣な表情です。頻繁に父母を見て確かめます。視線が合い両親が大丈夫だというように彼女を見ると、視線をやわらげ、やさしく彼らに微笑します。両親に感謝を表わすように体を動かします。これを数秒間続け、子どもはまた、なじみのない場所の情報を収拾する仕事に戻ります。親の方は私と話し合う仕事に戻ります。そしてこのとき、私は親子の結びつきの深さを理解するのです。彼らは互いに愛情のうねりを感じ、相手の存在の重要さを深く感じているのです。

『お父さんお母さんが私の頼りよ。あなたたちが見守ってくれるから、私は緊張しながらでもこんな奇妙な場所にいられるのだわ』と、赤ちゃんは眼で語ります。親は自分たちが、この新しい生命にとってかけがえのない存在であることを実感します。

そのときに、両親のどちらかが『つぎの赤ちゃんについてどうお考えですか』とたずねても驚くにあたりません。あるいはジーンに授乳している母親が『いつ断乳すべきですか』とたずねることも同様です。

よく話し合えば、彼らがまだつぎの赤ちゃんを欲しがってはいないこと、母親は乳離れさせたくないことが明らかになるでしょう。

こうした疑問は、過保護や干渉しすぎが度を越すのを防ぐのに役だちます。それにジーン自身も関係を薄めていくでしょう。彼女は授乳の最中にも、あたりを見まわしたり、つぎの部屋に通ずるドアに耳をそばだてたり、母親に咽喉をゴロゴロ鳴らしてみたり、父親に微笑みかけたりします。これはジーンが今は母親を必要としていないしるしです。またジーンの認知力が急激に成長し、興味が広がり周囲の世界を認識していることの表われです。彼女の仕草は自立の始まりです。

これを両親は、ジーンが将来実際に彼らから離れることの予徴だと感じます。つぎの赤ちゃんをもうける前に、こうした感情の一切を認めることが重要です。とくに母親には第一子からの分離は非常にむずかしいものです。私は診察室で、母親たちが二度目の妊娠に耐えきれないでいるのに出会います。第二子のために第一子を「見放し」、関係が薄くなると予想し、母親は意気阻喪します。そこで私は最初の赤ちゃんと楽しく結びつくために、つぎの妊娠を一年間は待つよう親たちにすすめます。胎児も、第一子と親との純粋な喜びを妨げる可能性があるのです。

## 年齢差の少ない赤ちゃん

授乳中の母親が自分は妊娠しにくいと楽観的に考えたために、予期せぬ妊娠をしてしまうことは多いものです。注意しなければ、第一子の手が離れる前に第二の赤ちゃんができる可能性があります。

十一十八カ月位しか離れていない子どもは、似ていない双子のようなものです。二人をうまく育てるのは可能だし、ときには喜びでもありますが、小さいうちは面倒な仕事です。年が違っていて両方とも親に依存する子が二人いると、肉体・情緒両面の負担になります。赤ちゃんたちにとっても、肉体的にヘトヘトになった母親から、ひとまとめに扱われる危険があります。母親は同年齢であるかのように扱うか、年長の子に早く成長するよう圧力をかけがちです。年長の子が「赤ちゃん返り」で抗議すると、母親は無意識のうちに憤慨して、さらに無理な自立を押しつけます。

子どもたちが成長して母親に頼る必要が少なくなれば、それぞれ別の人格として扱うのは容易になります。その頃は子ども同士が強く結びつくでしょう。

家族計画は、両親が自分のエネルギーと耐久力に応じて考えるべきです。

親の側の都合も、無視するべきではありません。社会復帰するために早く次子をつくりたい母親は、無理に間隔を開けると、長年家庭に縛りつけられていることに憤慨し、無意識に家族に当たり散らすかもしれません。子どもたちの将来のために間隔を開けたいという父親は、実は一度には一人の子どもしか責任がもてないと感じているのかもしれません。問題は、多くの両親が自分たちのエネルギーと強さに応じた家族計画を立てきれないことです。

## 自立を待つ

あなたが第一子と完全に結びついていると感じ、子どもが確実に自立の道を歩んでいるなら、親も子もつぎの赤ちゃんを受け入れやすくなっているのです。子どもは生後二年目に自立し始めます。つぎに生まれる赤ちゃんは当然、親の時間と情緒的エネルギーを求めます。これまた当然のことながら、母親は年長の子に早く成長するよう求めます。

第三世界ではよく、母親が妊娠すると、年長の子に乳離れの儀式をすることがあります。彼女はオープンに、家族の他の成員――祖母や叔母や年長の兄弟――に育児の責任を引き渡します。彼女は儀式の作法に従い何度も繰り返します。

『いま私は新しい子に献身するために、あなたから離れねばなりません。』

これはしばしば厳格な方式に従って行なわれますが、私はこれを見たとき、母親が子どもを手放す苦しみを秘めたものだと感じました。彼女は自分を無理にでも引き離さねば、新しい赤ちゃんを育てるエネルギーがもてないことをわかっているのです。

一歳のよちよち歩きの子は自立しはじめるものですが、自分で選択する時間の余裕が必要です。子どもは本当に自立したいのでしょうか。子どもが『いや』といっても、それは本当は『イエス』の意味かもしれません。子どもは見捨てられると感じて怒るでしょう。

子どもが自分の怒りの理由を理解し、自分の限界を学べるよう手助けせねばなりません。子どもが自分の力とその限界を探りながら自立していく過程では、親以外に誰が力になれるでしょうか。この時期の意味は決定的です。もし母親が自立のためのこの闘争を理解できなければ、母も子も生後二年目の間中、欲求不満に陥るでしょう。母親が子どもに消耗してしまうとユーモア感覚を失い、学習と挑戦の実り豊かな時期でなくなるかもしれません。

そこで理想としては、この生後二年目の混乱がある程度解決したのちに、つぎの子どもを計画するとよいでしょう。

子どもの年齢差が二、三歳以上あると、大きくなって友だちになれないのではないかと心配する親もいます。彼らは大きくなって助けあえるでしょうか。

私は自分の経験から、その間隔を有意義に過ごせれば、子どもたちはよい友だちになれると思います。

親が年齢の近い子どもたちからストレスを受けるなら、子どもは幼児期の大半を兄弟（姉妹）間の争いで過ごすでしょう。兄弟間の争いは、いつでも両親に標的を合わせています。兄弟間の葛藤は避けられないことで、親がそれに巻き込まれなくても競争心を自分たちで育むものです。そして親が自責的になった場合には、兄弟間の対立感情がさらに強まり、肯定的な感情を超えるかもしれません。親のエネルギーを考えあわせた家族計画が必要な理由の一つです。

二年ないし三年の間隔を開けると、こうしたことはうまくいきやすいものです。二歳あるいは三歳になると、基本的には独立しているからです。移動ができ遊びの種類が増え、一人で行動するようになると、必然的に一人で寝たり食べたりする習慣が確立され、彼らの多くはトイレットトレーニングさえ、受ける利点を子ども流に理解します。

さらに二歳になると、同年齢の子と集団で遊べるようになります。仲間同士で遊ぶことで、学習やちょっとした緊張、「いや」がいえるようになることなど素晴らしい体験ができます。他の母親と一緒にこのような子どもグループを作ることができます。これは母親自身にもなぐさめとなるでしょう。

二、三年以上子どもの間隔をあけることは、家庭の誰にとっても容易で建設的な計画です。

## 育児経験

三年以上子どもの間隔が開くと、多くの恩恵があります。四、五歳になると子どもは、赤ちゃんの世話を手伝えるようになります。子どもは赤ちゃんを自分のものと感じます。ミルクを飲ませること、抱っこすること、おむつ替え、あやすこと、赤ちゃんと遊ぶことを学べます。子どもは赤ちゃんが自分の対等な遊び相手にならないのにがっかりするかもしれませんが、失望から立ち直ると両親と一緒に赤ちゃんについて学び、日々進歩するのを観察するゲームに参加します。

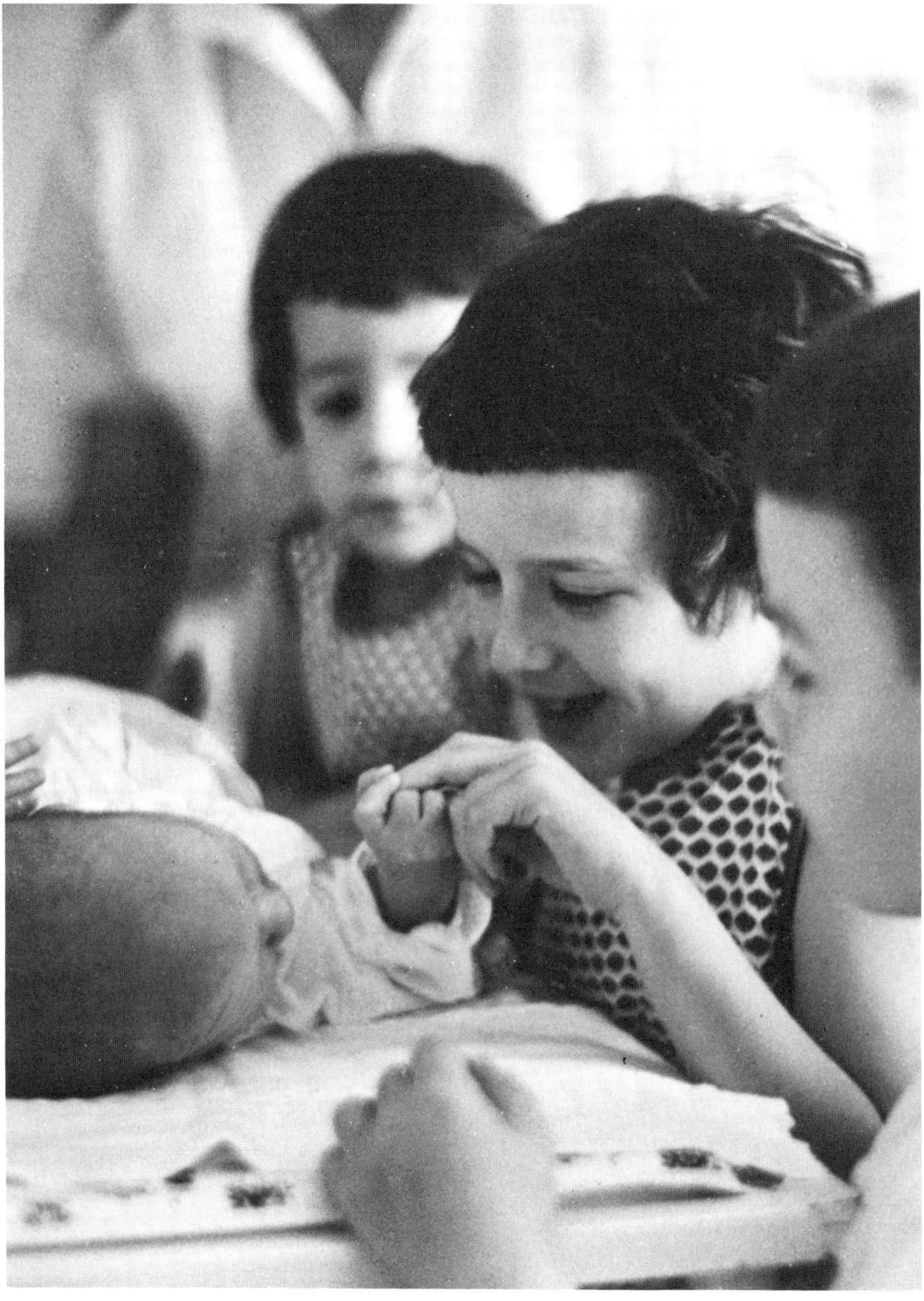

### レスリーの場合

先日、五歳になるレスリーが、わたしの診察室にこういいながら駆け込んできました。

『ブラゼルトン先生、僕の赤ちゃんが歩くのをみてよ。全然転ばないいんだよ。』

そういって彼の十一カ月になる弟の手をもちあげました。弟は彼にとって英雄である兄に注目され満身で笑い、嬉しそうに懸命にレスリーの手に頼って立ち上がりました。かろうじてバランスをとりながら、兄の腕にしっかりつかまって歩きました。レスリーは弟を支えて歩きながら嬉しそうにいいました。

『見て、見て、立派でしょ。』

兄は優しく模範的に、歩くことだけでなく学ぶ楽しさを伝えていました。生きる感動を学ぶ機会をもてて弟も幸せではないでしょうか。レスリーと弟は歩く技術を学んだだけでなく、互いに深く依存しあうことの意義を体得したのです。

四、五歳になると子どもは自然に、幼い子を世話し教えるようになります。

マーガレット・ミードがかつて私に指摘したように、われわれの社会で四ー七歳の年齢集団の子どもが幼い子の世話をする機会が少ないことは深刻な問題です。地球上の他の社会ではたいてい、年長の子は弟妹に責任をもつよう期待されています。それによって彼らは育児の本質を学び、親になる準備をします。子どもの年齢に数年の間隔をあけることは、年長の子どもにこの種の体験を提供します。年少の子にとっては、年長の兄弟から学ぶ機会ができます。

筆者の最後の子は、姉たちの注意深く忍耐強い教えから、生活技術の多くを獲得し価値の多くを学びました。姉たちから教えてもらいたいという願望は一種盲目的崇拝でした。それは親が同じ課題を教えようとする場合の赤ちゃんの感情とは別物です。小さい子が兄や姉を見守るときの熱心な憧れの表情に、私はいつでも心をうたれます。それにまた、子どもが弟妹に新しい技術をちょっと教えると、すぐに模倣するのに驚かされます。

## 親を兄弟で「分かち合う」ことを学ぶ

「分かち合い」を学ぶのは、家族の中でもっとも困難な課題です。しかしそれが幼児期に学べるもっとも重要なことがらでもあるのは、「分かち合い」の学習が他人の感情を理解する学習を意味するからです。

他の人の髪をひっぱったりかむくせのある幼児に出会うと、私はいつでも同じくせのある子と一緒におくよう親にすすめます。一人がもう一人を攻撃するでしょう。攻撃を受けた方はショックを受け、かんだり髪をひっぱると傷つくことに気づくでしょう。そしてもう繰り返さないでしょう。これは他人になにかをすることがどういう意味をもつかという、初めての生き生きした教訓です。

両親自身も「分かち合い」の問題を抱えています。二人の子をもてば、たいていの親は一人のときほど面倒をみれません。この無能感は上の子にすぐ伝わります。二人以上の子がいれば、親は関心をそれぞれに振り分ける必要があります。年長の子に特別な時間をさくことは、赤ちゃんのための時間と同様重要なものです。

つぎの子が欲しいなら、親子分離の準備をしておきましょう。ともに参加することを子どもに学ばせ、あなたと同様、赤ちゃんの養育者であることを認識させましょう。赤ちゃんをやさしく静かに扱う法、あやしかた、授乳法を教え、「新しい赤ちゃんを護るために」第一子をのけ者にしないようにしましょう。そうすれば子どもは自分の赤ちゃんだと感じるようになるでしょう。

赤ちゃんが産まれると、親の時間やエネルギーの大部分が必要になりますが、年長の子どもにも特別な時間を確保しましょう。年長の子はそれぞれの親から保護される時間が、少しあればよいのです。時間の量が問題なのではなく、質が問題です。それぞれの親がそれぞれの子と週に一時間すごせれば、あなたがたの関係を維持する特効薬のようなものです。その時間はその子のためだけに確保し、必ず子どもが楽しめるように使わねばなりません。そして週の残りの部分には、いつでもつぎのように話しましょう。

『今は忙しいけど、必ずまた赤ちゃんぬきで二人だけの時間がもてるのよ。だっておまえは私の最初の赤ちゃんで、私はお母さんだもの。』

あるいはお父さんが、『仕事をしないでお前と一緒に家にいられたらなあ。でもそれができないのはわかるだろ。週末には一緒になにかしようね。私はおまえと一緒にいたいんだ。』

この特別な時間帯は凝縮したもので、家族を固く結びつけます。

三人以上の子をもつときは、子どもの間隔はいっそう重大になるでしょう。年長の子が、弟妹に対して一層重要になるからです。第三子や第四子は親との直接の関わりが少なくなりがちです。年長の子に学んだり依存する割合が大きいのです。最近はこうした大家族がまれになり、そういう意味の危険は少なくなりましたが、一方小家族になって失われるものもあります。

大家族では年長の子は自分で赤ちゃんを世話したり、親が育てるのを観察できます。大家族で弟妹の世話をした経験のあるほうが、親になったときうまくいくことは、多くの研究で実証されています。母親が授乳するのを見た経験のある人は、自分の赤ちゃんの授乳にほとんど成功します。しかしまた、幼い子があまりに多い家に育つと子ども嫌いになる原因にもなります。

子どもをつくる間隔を少なくとも二年開けるとよいでしょう(本当は三年から五年が好ましいのですが)。この程度の間隔があると、大家族を楽しいものにするでしょう。

三五歳をすぎた母親は、出産年齢にどんな限界を感じるのでしょうか。彼女たちはできるだけ間隔をつめて生むべきでしょうか。私は自信をもって『ノー』といいます。高齢の母親はゆっくり生むことで、それぞれの赤ちゃんが親に頼り、親を疲れさせ、それでもそれぞれ違った喜びを与えてくれることがわかるでしょう。高齢の親にとって育児労働の負担は重いので、それぞれの赤ちゃんのことを分けて楽しみ、「ごほうび」を得て、精神的にバランスをとる必要があります。

結局子どもをつくる間隔は親が決定することですが、このとき親自身のエネルギーと必要性をできるだけ考慮するべきです。

## 指針

(一) 年長の子の孤独感を理解し、あなた自身の問題とごっちゃにしないように。

(二) 新しい赤ちゃんを産む前に、年長の子が親から離れられるように準備しておきましょう。そのタイミングが重要です。分離が早すぎると欲求不満を起こすかもしれませんが、オープンに話し合っておくことが重要です。

(三) 年長の子のために、赤ちゃんの世話ごっこのできる「ままごと」を準備してあげましょう。

(四) 年長の子が生まれた赤ちゃんを抱いたり、あやす機会を特別に作りましょう。

(五) 赤ちゃんぬきで、年長児と一緒にいる時間を確保しましょう。

(六) 年長の子を中心にできないときには、その子と二人だけの時期がどんなに素晴らしかったと思っているかを繰り返し話しましょう。

(七) 子ども同士が張り合うことに親が神経質にならなければ、子どもはずっと自由に自分の気持ちを表現できます。

(八) 年長児に起こりがちな退行を覚悟しましょう。例えば、「いや」が増えること、いらいらしやすさ、夜尿の再発、赤ちゃん言葉、赤ちゃんのように扱われたがるなど。年長児は習得したばかりの領域で退行を起こします。この退行はほとんどわからない程度だったり、特殊な行動には現われないかもしれません。親の役割は罰したり失望を示したりすることではなく、励ますことです。もしこの退行が長く続くようなら、子どもに「赤ちゃんになりたいんだね」ということを説明してあげるとよいでしょう。子どもが自分を理解すれば、それが治療となります。

(九) 年長児の欲求不満のはけ口が必要なことに、とくに注意を払うとうまくいくものです。二、三歳児の場合、仲間との集団遊びで家庭の問題を表わします。二歳児によくみられる「いや」は、同じように拒絶的なほかの二歳児との模倣遊びのなかで、うまく処理されていきます。

(十) つぎの赤ちゃんをいつもつかは、親が精神的、肉体的エネルギーを年長の子どもに残しておけることを基礎にしています。子を産む間隔を開け、この時期を楽しんですごすなら、年長児はどんな変化にも適応するでしょう。

# 第二部　一般的な問題

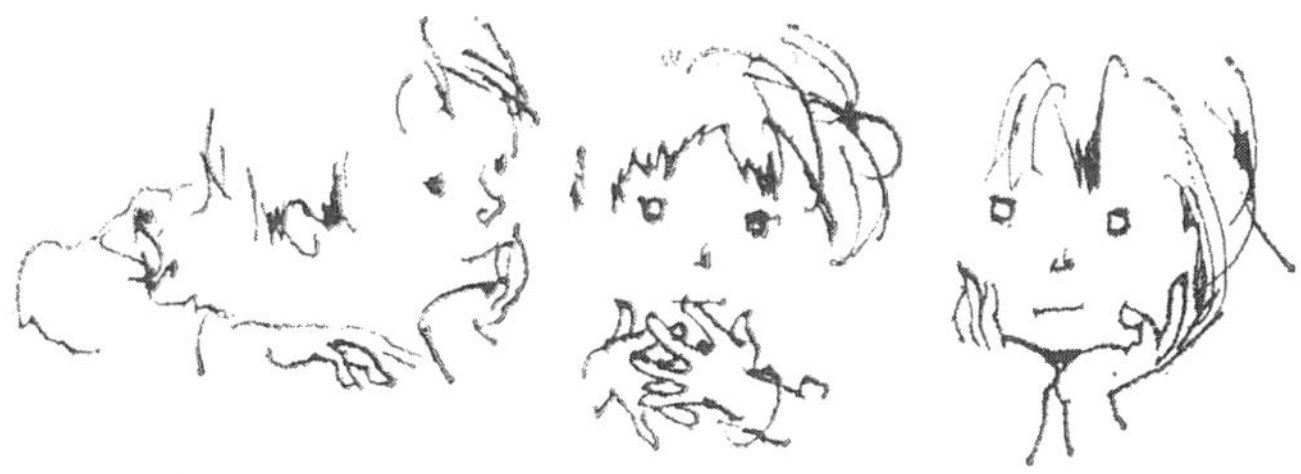

6章

# しつけ

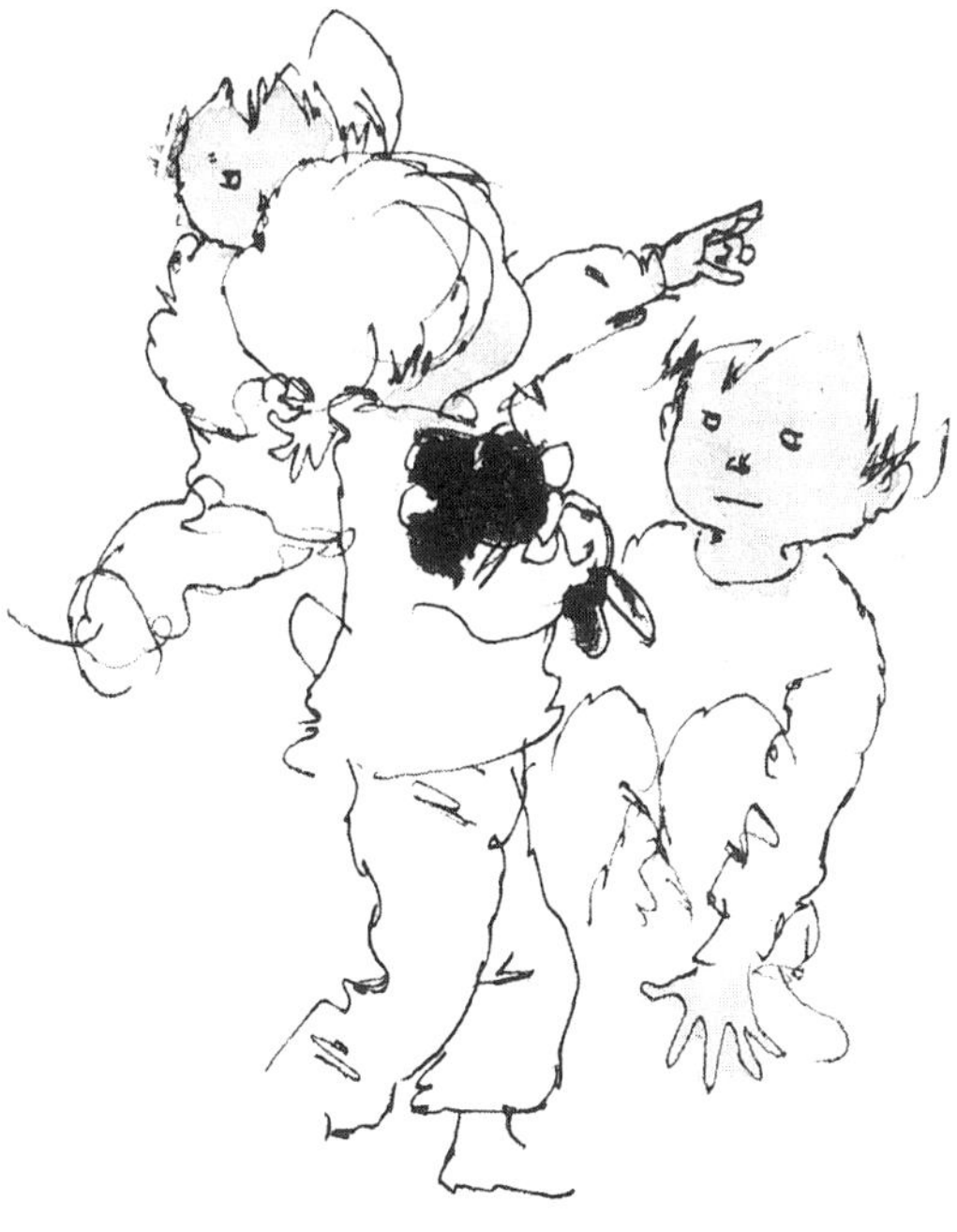

子どものしつけはむずかしいものですが、親のもっとも重要な責任でもあります。米国では一九五〇年代は放任の時代で、親はしつけから解放されようとしていました。子どもは自分の個性を探求し限界を自分で知るべきだと、親は自分を合理化しました。のびのびと自己探求をさせることが、子どもを自由にすると考えました。

これが後に問題を起こしたとき、親はスポック博士を非難しました。しかし彼はスケープゴートにすぎません。彼はこうした自由放任を推奨したわけではないからです。

一九五〇年代に私はあるディナーに招かれて、恐れをなしたことがあります。招かれた人々は、その家の子どもたちと一緒に夜をすごすのに疲れました。子どもたちは客や家具や食卓によじ登り、最後にはかんしゃくを起こして部屋のまんなかに寝転がり泣き叫びました。それはむしろ誰かに、『よしなさい、寝なさい』といって欲しいように見えました。人々は恐れて無関心を装い離れて眺めていました。

私は子どもたちに『ダメ！』といってしつけたい衝動を感じました。実際彼らは、「自分たちを止めさせるよう」求め、両親はいっそう混乱しました。

『親は子どもにダメというべきなの、それともいってはいけないの。』

『彼らを寝かせるべきなの、それとも寝かせてはいけないの。子どもを寝かせたいからって、仲間外れにするのは親の身勝手じゃないかしら。』

親の葛藤はこの場合には役に立たず、子どもたちはいっそう動揺しました。子どもたちはますます親にコントロールして欲しがっているようにみえました。

一九五〇年代のこうした子どもたちの多くが、実は「孤立」を感じていたことがわかってきました。彼らの親は緊張し、あまりしゃべらず、『ダメ』というかわりに、『賛成じゃないよ』といいました。しかしかつての子どもたちの多くは、親がもっと確固とした存在であって欲しかったといいます。

親は認めたくないでしょうが、子どものほうが正しいにちがいありません。しつけを欲している子どもを放置して、『賛成じゃないよ』というだけにしてはいけません。うまくしつけのされていない子は、大きくなって周囲から、「スポイルされている」とか「心配な子」とレッテルが貼られ、学校では教師や仲間の非難を招きます。この年長児の不躾な行動は、子どもが不安になって限界を探求している行動と考えられますが、まわりにはわかってもらいにくいものです。スポイルされた子どもは不安になっていて、自己決定を迫られる状況から避難したがるのです。

## 制限を求める子どもたち

自由放任で育てられた子どもが親になってきています。

一九五〇年代以降は、子どものすべてを受け入れるやりかたは反省期に入っています。それは親の責任放棄であり、真に子どものための育て方ではなかったと。

そして子どもが自分の行動の限界を探求しているのが認識され始めました。彼らは自分が限界を超えたかもしれないと感じると、周囲の大人の注意を喚起します。そして許されること、許されないことを知ります。理解あるしかし確固とした大人から、まだ十分統合されていない自我の制御法を学びます。

しつけは親の役割です。そして親にとっては苦痛かもしれません。子どもが不安なときに、しつけはしばしば必要だからです。しかし子どもが活発に「反抗」をした後に落ち着く様子を見れば、親は正しい軌道にのっていると安心できるでしょう。

### エミリーの場合

エミリーは褐色の髪と目の、ふっくらした二歳の娘でした。扱いやすい赤ちゃんで、両親は一年間は幸福でした。両親が微笑むとエミリーも微笑み、おまけにエミリーは両親を喜ばすのが得意でした。そのため親子は互いにほめ合いながら、至福の一年間をすごしたのです。

両親は楽に育てられると考え、二人目の子どもを計画しました。しかし二年目になると「イヤ」が頻発しました。以前親を喜ばそうとしたのと同じくらいの熱心さで、親を悩ませかんしゃくを起こしました。一年目には母親には娘の行動が予測でき楽しかったのに、それができなくなりました。とても扱いやすかったのが、かたくなな娘に変わってしまいました。邪魔をされると悲鳴をあげてひっくり返り、食事をさせようとすると投げ捨てました。寝かせようとするとつぎつぎと抵抗しました。

両親はショックを受け、育て方が間違っていたのだろうかと私の診察室を訪れました。エミリーのかんしゃくが怖くて、外にも連れていかなくなっていました。

アブト夫妻はエミリーの突然の変化に動転し、エミリーにも自分たちにも怒りを感じていました。子どもに責任も感じましたが、怒りをコントロールできませんでした。その結果、子どもと顔を合わせるのを避け、エミリーへの要求はどっちつかずになりました。

『眠ってくれる?』

『食べてくれる?』

こうした要求をされると、エミリーはいつも動揺するようでした。私のもとにきたとき彼らは絶望していました。エミリーが家族の生活を支配し重荷になっていました。朝は親を起こし夜は寝かせませんでした。食事時間には食べないで、中間の時間に好きなものだけを食べました。出されたものはなんでも嫌い、キッチンで親を引っぱりまわして、「彼女の欲しいなにか」を探しました。親が夜に外出する必要があっても、あまり泣くので不可能でした。父親は帰宅するのが恐くなりました。母親は仕事に出ようとし、エミリーを遊戯グループに預けましたが、結果はいうまでもありませんでした。

話し合いの間に私は彼らを観察しました。エミリーは以前の快活さを失くし、身体を動かさず緊張していました。両親が私に説明するのを注意深く見守り、テニス試合の観客のように、話し合う私たちを一方から他方にすばやく見ました。自分のことが話題になるのを避けようとして、親の膝に這い登り大きな声で新しい言葉を話し、手を親の口に当て、さらにはつぎつぎにおもちゃをもち出して親の膝に乗せました。

両親が彼女を無視して私と話し続けると、ますます挑発的になりました。私の書棚から本を引っぱり出して、両親に片づけさせるのに成功しました。私の机に登って、私と親の間に割って入りました。おもちゃを与えても振り向かず、書類を引っぱり出しました。明らかに彼女の関心のすべては、父と母に向けられていました。興奮して行動はますますエスカレートし、顔は引きつっていきました。そして意識がもうろうとなったかのように、家具にぶつかり倒れました。

これらの努力も両親の注意をひけませんでした。すると彼女は絶望的になって、床に倒れて泣き喚きました。両親も娘と同様に傷つき途方に暮れていました。

彼らはたずねました。『どうしたらいいんでしょう。私たちの娘でなく野生動物のようなんです。』

私は彼ら三人を見つめました。誰もが惨めで緊張し、孤独で捨て鉢になり怒っていました。

『彼女を抱いてあげませんか——愛しているよっていうふうに。』

母親が近づくとエミリーはいっそう激しく泣き、父親が叫びました。

『一人にしておくんだ！』

そして私をふり返っていいました。

『今はだめですよ。助けようとすると蹴とばしてわれわれをやっつけます。押えられません。』

そして悲しそうにつけ加えました。

『それがわれわれの現状なんです。』

やがてエミリーは泣き止み、まるくなりました。親指を口にくわえ、もう一方の手で髪を引っぱり始めました。疲れきっているようにみえました。

どうしてこんな状態になったか、その経緯が私に見えるような気がしてきました。

彼女が「反抗」し始め、彼女の発達に両親が適応する必要が生じたとき、親は彼女の「反抗」が、行動の許容範囲を教えてくれという欲求であることを見抜けなかったのです。この「新しい」エミリーに圧倒され、彼女になにが必要か思い至らなかったのです。エミリーは許容範囲がわからず、ますます不安になり挑発的になりました。そしてそれは親を逃避させ、彼女を孤立させたのです。彼女は怒り、親から見捨てられたと感じ、親を求めて、不安は一層高まり行動は激しくなりました。逆に親は無力感にとらわれ、もう彼女には応じられないと感じましたが、この底にはエミリーへの秘めた怒りがあったのです。

もっとじかにアプローチするため、私たちはエミリーのニードについて話し合いました。診察室でエミリーについて話し合うことが彼女を不安にさせたこと、かんしゃくを起こす前にエミリーが親に近づこうと空しく努力したことを、私は指摘できました。

アブト夫人は泣きながら語りました。

『先生はもうおわかりでしょう。エミリーがめちゃくちゃな要求をするようになったとき、おそらく私は自分の子どもの頃の経験にもとづいて反応したのです。誰も私に「ダメ」といわず、それで逆に私は誰かに否認されることにおびえながら成長しました。両親が怒るのをみてさえ私は落ちこんだものです。私は走って部屋の隅に隠れました。とてもびくびくしていたので、まわりの人に気を使っても、かえって不快な思いをさせたかもしれません。

一年目のエミリーは、昔の私のように人を喜ばせようとする子でした。

私がおびえるのは、私が過去の感情と直面できないからです。彼女に「ダメ」といわれると私が途方にくれるのを、彼女は知っているみたいです。』

そして彼女はつけ加えました。

『これまでは一歳の子に、私の面倒をみるよう要求していたんです。いまわかりました。』

エミリーの父親もまたエミリーの挑発的・否定的行動に関わっていると思われる、彼自身の問題を述べました。

『私の父があまりに専制君主だったので、私は自分の子どもはしつけまいと決意していたのです。われわれが共に育つことが、もっともよいしつけだと思っていました。それがこうした崩壊に至って、私はエミリーを避けるようになってしまいました。しつけが必要なことは私にもわかっているんですが。私より彼女のほうがスマートで、いつでもしつけの必要な場面に私を連れ戻すんですね。

でも私は、しつけようとすると自分が過剰に反応してしまって、叩いたり怪我をさせてしまうのではないかと怖いのです。背を向けて、なにごともなかったように離れるのが簡単だったんです。』

こうして両親は自分自身を点検し、彼らの行動が自分たちの欲求に支配されていて、エミリーのニードを無視する結果になっていたことを理解しました。父親は彼女を抱いてあやしました。エミリーは満足げに彼の膝に寄り添いました。

アブト夫人はいいました。

『私たちが彼女を駄目にしたのかしら。私は彼女の成長を恐れて、片意地なスポイルされた子にしていたんですね。』

そしてわれわれはエミリーのニードについて話し合う

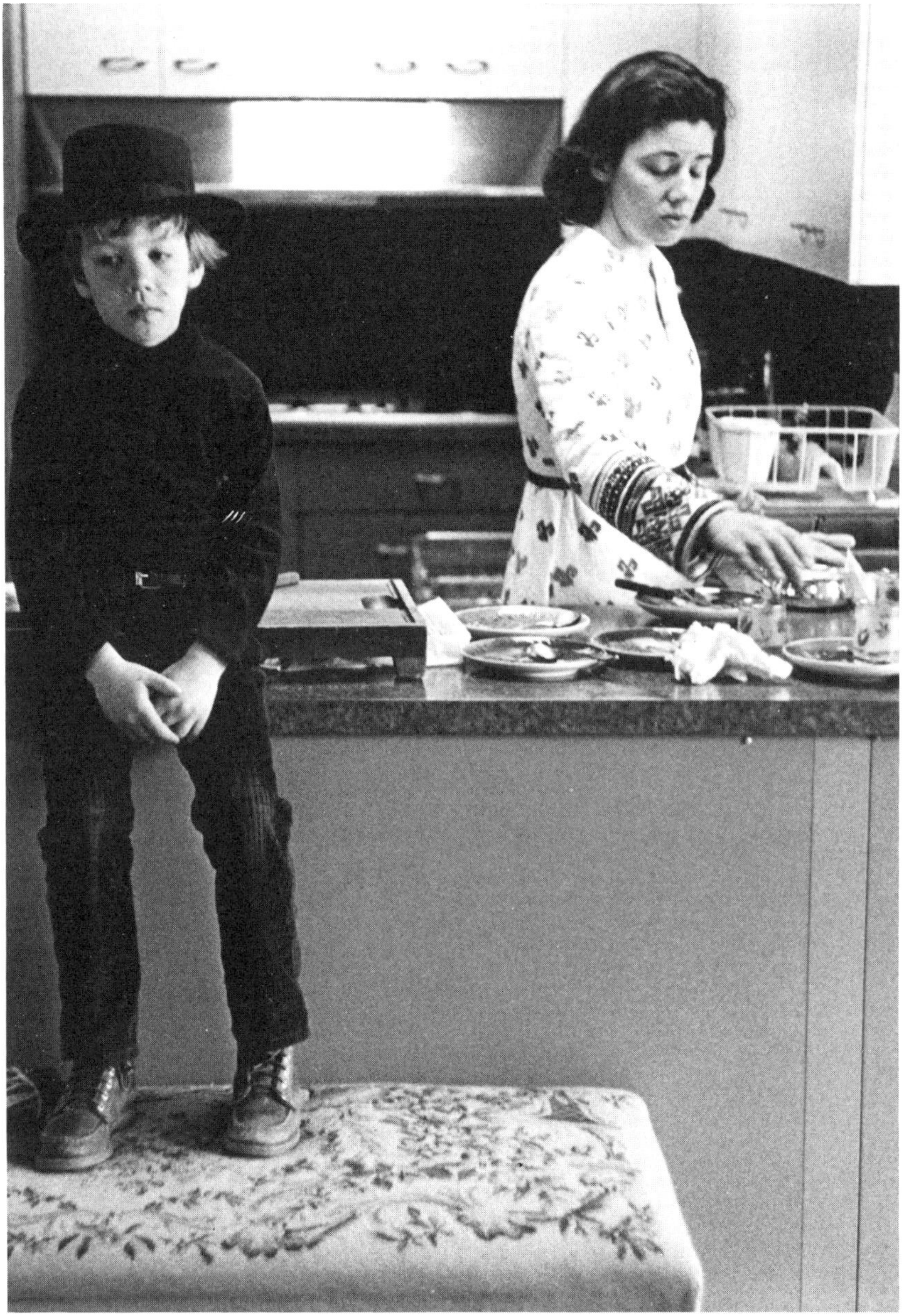

ことができました。彼女は両親と――両親の怒りの感情とでもよいから――接触したかったのです。

彼女がひどく荒れないうちに、制限を示してしつける必要について語りました。彼らが彼女の拒絶行動に対して、誠実に接近すれば彼女を安心させられること、挑発行動にきちんと制限を示すことで、むしろ愛されていることを実感させてあげられることを話すことができました。

彼女はこうした制限を求めていたのです。それは彼女が愛されふれあっていると感じる制限です。その制限は放任されたり怒りを向けられるよりも、彼女にとってはるかに望ましいものなのでした。

親がこうした制限を設ける役割を理解すれば、彼らはまもなく「以前のエミリー」――喜びにあふれた快活な少女――と再び出会えるでしょう。

## 子育て目標の変更

若い親を読者にしている雑誌『レッドブック』誌の、最近の二万人を対象にした調査に、私は関心を抱きました。この調査の反応は啓発的でした。

若い母親たちは、しつけが必要なことに賛成し、それがなぜ重要かについてすぐれた考えをもっているようです。そして彼女らはあるがままの事実に同意しているように思われました。子どもが自分をしつける「構え」は、家族の様子から学習しているのだということがよく認識されているようです。

ある時期には親の行動がとくに重要であることを、疑う人はいませんでした。母親はしつけを育児の重要な部分とみているようで、そしてそれには理性、愛情、理解が必要だと感じています。愛情というコインの裏面は制限を示すことで、回答した母親たちは愛情と理解あるやりかたで、この仕事に取り組まなければならないと自覚しています。子どもがよい行動をとったときも同じように、どんなときにほめるかで子どもの自己理解を助けることができます。

彼女らが子どもに望むのは、誠実さ・他人の感情や個性に対する配慮・家庭や家族への愛・寛容・親切・他人と共に行動する能力などです。こうしたことは、自分を信頼することと結びついています。これらの親は、子どもが自分を理解することが、子どもの特性を発達させるのに役立つことを認識していました。

質問式調査は回答者が、すでに明確な目標をもつ女性に偏りがちという問題点があります。さらに解答は理想に傾き、ストレスを受けている親の行為を正確に反映しない傾向があります。しかしこの調査は広い層を網羅し、子どもへの望ましくない態度も許容する形式で、結果は信頼のおけるものでした。私は述べられたエピソードを、思慮深い若い女性たちが確かな目標に、わが子を導こうとしていることの反映だと思いました。

私がとくに関心をもったのは、主な目標として、人を愛することが共通している点です。

二五年ほど前の同様の質問調査では、誠実さ・寛容・他人に対する思いやりは少なく、教育・経済的目標が多かったのです。母親の九五パーセントが、第一目標として学力をあげていたのを覚えています。私はそれに恐怖を覚え、六〇年代後半と七〇年代初期に若い世代が、われわれの世代の頑固にクラス分けした規準に反抗するのを見守っていたものです。

今回の回答で、人を愛することが普遍的な目標としてあげられたのは、彼らの親が人間同士の思いやりを軽視していたことへの抗議のように思われました。

現代の母親は他人と共存すること、および、いずれ直面する未来に立ち向かう自信を育てるのが、親の役割だとみているのです。

## 指針

### しつけはいつ必要か

しつけを必要とするのが明らかなのは、生後二年目かそのすぐ後です。よちよち歩きができるようになり、多彩で刺激的な状況に入っています。移動ができ、一日の大半を「自力」ですごすようになります。学習の機会が与えられると、自分でできる以上のことをしようとします。刺激が増えるにつれ、目でよく見、手で触り、足は他の場所へ移動を始めます。遊びに夢中になったり急に興奮したり、しばしば自分をコントロールできなくなります。探索の高みから一挙に落ち込むでしょう。それを親は予測できますが、防げないできごとです。このとき起こるかんしゃくや泣きは、なだめても止めにくいものです。

育ちのまだ幼い子はしばしば、自分から危機的状況にして、大人に真剣に対応させようとします。例えば親が、子どもよりテレビのほうに夢中になっていることがよくあります。子どもはそれを知ると、親のまわりをうろうろし、テレビのほうに夢中なのを確かめると離れます。それから大声をあげたり飛び跳ねたりして注意を引き、親に『ダメ』といわせようとします。

しつけが必要なのはまさにこのときです。われわれが『ダメ』というと、子どもはその解釈を迷います。

『ほんとうにダメなの、それとももう少し続けてもいいのかしら。』

どれだけやるとしかられるかを試すため、今度は真剣に親を見つめながら数歩跳びます。親の堪忍袋の緒が切れて、『もう沢山、やめなさい！』というと、子どもは床に寝転がって心から悲しそうに泣くでしょう。そうなると当然親は、ちょっとしたことに残酷すぎたのではないかと当惑します。子どもが小さく未熟なので、弱い者いじめをしたように感じます。

これは親が無力感をもつ最初の場面です。そして子どもはわれわれのこの感情を驚くほどよくとらえます。

『ごめん、悪かった』といえば、ますます悲鳴をあげ足をばたつかせるでしょう。

このとき、『わかったわ。かんしゃくを起こしているのね。でもいつも思うとおりには遊べないってこともわかっているんでしょ』というと、魔法をかけられたように泣きやむでしょう。安堵の表情を浮かべ、まっすぐわれわれを見て膝にすりよってきます。

『ダメなことはわかってるんでしょ。「ダメ」といわせたくて、うるさくせがんだのね』というなら、「さっきは私をよく理解してくれてなかったけど、許してあげる」というような無邪気な表情になるでしょう。

われわれが正しかったのがそれでわかります。子どもの混乱は解決され、親に感謝します。

子どもの「はしゃぎのとき」は終わり、終わらせることができるのを子ども自身が学んだのです。ときがたつとこうしたエピソードは対応しやすくなります。
一、二歳児に特有な、かんしゃくと親を試すエピソードには、親は確固とした態度で臨み、子どもが落ち着いたときに、理解できるよう説明してあげるべきです。そうすることによって親は、子が自分をコントロールし、親のしつけから学ぶのを助けることができます。

## 子どもへの体罰の危険

一、二歳の子を、罰してコントロールすることは不可能です。親は悩まされるでしょう。一日の終わりに、疲れて夫婦だけでゆっくりしようとすると、子どもはいろいろなエピソードをしつこく起こして、「しつけ」を求めるものです。親も休養が必要なので、うるさくされると本当に怒りたくもなります。

それが重なると、親によっては子どもをぴしゃりと叩くかもしれません。そうでもしないと緊張が高まりすぎて、ほんとうに子どもを傷つけたいと思うようになるかもしれません。こうした危険な感情が起こります。そうなる前に、この悪循環を断ち切れるでしょうか。

一つの方法は、まとまりのない行動をする子をしっかり抱き、一緒に座って揺らしながらなだめることです。あやしながら親は、自分もいらいらしているのだけれど、なんとか自分を落ち着かせて、一緒に素晴らしい時間をすごしたいのだということを、子どもにいい聞かせましょう。それが子どもに通じれば、混乱を切り抜け、お互いの波長を合わせられます。

それでもうまくいかない場合は、落ち着かせるためにしばらく一人にしておくのがよいかもしれません。

親が子どもの挑発的行動を止めなければならないと決意すると、それは子どもに伝わり親の決意に従うでしょう。もし従わなければ「落ち着かせるため」子ども部屋にいれ、反省する機会を与えましょう。そして和解するときに、なぜそうする必要があったを簡潔に話し合い、一緒になにかを楽しむ時間をもつのが、よいパターンをつくるのに役立ちます。こういう体験はよい教訓です。

一日の終わりにはこうしたごたごたが起こりがちなものです。それを防ぐ最良の方法は、危機がおとずれる前に、一緒に楽しいひとときをもつよう習慣づけることです。

一日中家にいる母親は、いらいらしていてその必要に気づかないことも多く、共働きの親は疲れていて子どもの相手をしたくないものです。しかし親が、危機の始まる前に雰囲気を肯定的に変えたり、子どもが挑発的になりすぎる前に楽しく一緒にひとときをすごすなら、一日の終わりは皆にとって有意義なものになります。

このほかの時間帯で子どもがかんしゃくを起こしやすいのは興奮がつのるときです。例えば祖父母の来訪とか、混雑しているショッピングセンターへの買物です。感情の爆発は、起こってからなだめるより、起こらないように防ぐのが望ましいことです。

お母さんがたの多くは一―三歳の子どもに泣きわめかれた経験をもっていて、この子たちを連れてショッピングには行けないと思っています。

こうした状態は防げるでしょうか。前もって子どもが平静なうちに準備し、かんしゃくを起こしたらどうなるか、話しておくとよいかもしれません。

『もしあなたが疲れたらそこで待っててね。一人になっても泣かないでね。泣くとまわりの人からきらわれるけど、にこにこしていれば可愛がってもらえるわ。』

この予防線は驚くほど役立つでしょう。しかしいつも有効というわけではありません。そのときは子どもに断固とした処置をとるべきです。

## 自分が厳格すぎるかどうか――親の自己診断

親はいつも高い理想をもっているものです。そしてそれが高すぎる場合があります。ちょうど自分に期待をかけすぎるように、われわれは意識しないうちに子どもに過剰な期待をかけることがあります。

他人の目を気にし社会の要求に合わせるのに熱中するあまり、子どもが自分自身と彼の世界を試すことが必要なのだということを無視しがちです。子どもは遠くへ行き、どんな結果が待ち受けているかを試す機会が必要です。いつも子どもを抱え込むのは、子どもを放置してかんしゃくを起こさせるのと同様に、健全とはいえません。

子どもが立派すぎて楽しそうでない場合には、心配です。一歳の誕生日を迎える頃には、子どもは普通親を悩まし探険するものです。簡単にあきらめたりじっとしていません。八カ月頃には食事を拒否したり、十カ月には両親から這って逃げ、十二カ月にはいろんな方法で――食物を落としたり、スプーンを落としてあなたが拾うかどうか確かめたり――親を悩ませるでしょう。こういうとき、子どもが軽い注意にも敏感だったり、簡単にいうことを聞くようなら、しつけをゆるめて雰囲気を変えたほうがよいでしょう。
　別の警戒信号はユーモア感の喪失と、慢性的ないらいらです。子どもにプレッシャーがかかりすぎていると、深刻になったり不安になるかもしれません。不安の症状は、食事、睡眠、排泄など、さまざまな領域に現われます。（→はじめに、7、8、12章参照）
　こうした症状や、受身的な態度やいらいら状態への退行の理由がほかになければ、あなたの行為や生活が子どもにも望ましいのか見直す必要があります。楽しむこととしつけを注意深く両立させることが、子どもに安心感と喜びを与えます。子どもだけでなく、まわりの人たちにも。

# 7章

# 食事・・・楽しみか戦場か

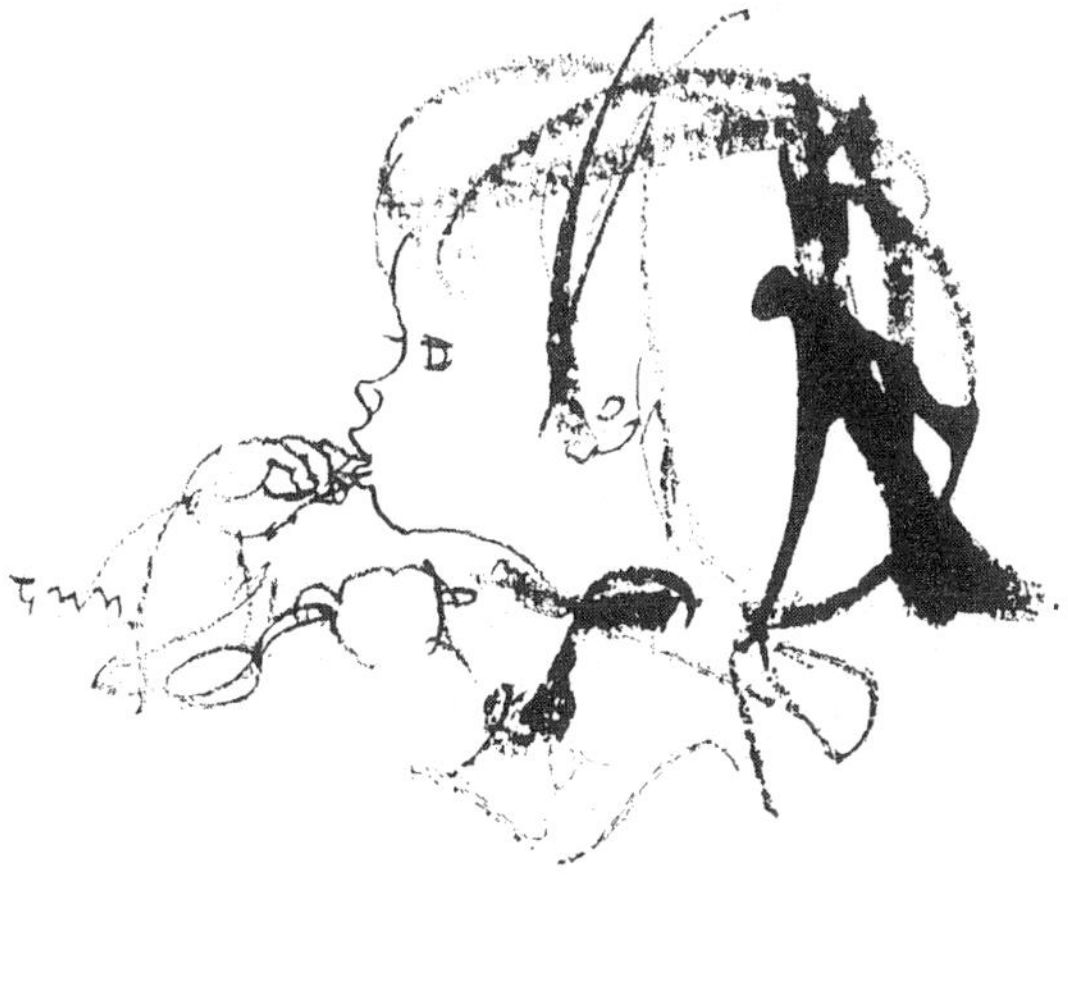

多くの世界では、いまだに食事が命にかかわる問題です。そして私の見聞きした第三世界の多くでは、子どもに食事を与えるのは女性の責任とされています。

東アフリカでは、農作業はすなわち子どもに食べさせるためとされ、女性の仕事になっています。そのほかの地域で男性が耕作や狩猟をする場合も、料理し家族に提供するのは女性の仕事になっています。大家族のなかで食べ物に関するしきたりやタブーが伝えられており、食べることの重要さを示しています。彼女たちは小さい頃からそれらを見聞きし、実際に自分の家族に責任をもつ頃にはほとんど全部マスターしています。このような社会では、母親の価値は子どもを健康に育てることで、母乳が当たり前です。

## よい提供者

栄養を与える人としての母親の役割は、妊娠中にはさらに明確で不可欠です。胎児の成長は母親からの栄養補給に依存しています。妊婦の栄養がほとんど飢餓レベルに近い国々では、赤ちゃんの発育が影響されます。体の部位によって影響されやすさは異なり、低栄養はまず体のやせとして現われやすく、脳への影響はより重症のときに現われます。

例えば、重労働の母親が一日に一五〇〇キロカロリーしかとれない東グァテマラ（この国の働いてない母親の一日の栄養必要量は、二二〇〇キロカロリーと見積られている）では、われわれが調べた赤ちゃんすべてが体重は軽く身長も低かったのです。また行動にも問題点があり、脳に発育の遅れがあることを示していました。東グァテマラの赤ちゃんはとても反応に乏しく、社会的反応を引き出すのが困難でした。また眠っている時間が長かったのです。母親は赤ちゃんの要求に従って授乳していましたが、これら元気のない赤ちゃんの授乳の要求は、新生児期にもわずか三回しかないことがわかりました。健全な発育のためには、少なくとも一日六回授乳が必要な時期なのです。

こうした赤ちゃんは出生時から身長が低く、神経機能は不十分でエネルギーに乏しく、将来の発達はよくないでしょう。この発達障害が、世代を重ねても貧しさから脱却できない原因の一つと思われます。

このように食べものがなく、子どもが栄養失調になる貧しい社会では、母親を罪の意識から守る儀式が準備されています。そうでなければ、わが子が無事に育たないかもしれないという不安にさいなまれ、母子の人生がおびやかされるからです。

離乳した二年目に栄養失調で赤ちゃんがしばしば死ぬことがあり、これはクワシオコルとよばれます。クワシオコルが脅威となる社会では、母親はその子から心理的に離れ、つぎに生まれる赤ちゃんに期待をつなぐようになります。そしてクワシオコルになった子は、しばしば「だめな子」とか「はんぱ者」とかよばれ、誰も母親を非難しません。病気は子どもの責任だというわけです。そのためにこの病気の本態は、最近までほとんど理解されていませんでした。

現在では、この病気が離乳後の栄養不足(この社会では離乳のための牛乳などの補給が行なわれないので)と、母親から無理に乳離れさせられた子どもの抑うつに起因することがわかっています。それは一種の心身症でもあるのです。

インドでは赤ちゃんが二歳すぎてこの危険がなくなるまで、「ほんもの」の人間とはみなされないのです。

このようにして責任を負う立場の大人は、だめな親なんだという無力感と悲しみから守られているのです。

先進国では栄養状態は一見したところ全く違うようにみえますが、根底にある問題は同じです。母親たちは今なお、赤ちゃんに栄養を与えるのは自分の責任だと感じているのです。あらゆる食品を用い、どれが「もっともよいか」選択するのが関心事となります。

私のまわりの母親は、食事と栄養に関する本をたくさん読んでいます。母親たちは食物汚染・食品添加物・ビタミン類・放射能などを恐れ、関心・怒り・葛藤が引き起こされています。母親たちは最良の食べ物をわが子に与えたいのです。

ある母親はこういいました。

『赤ちゃんに正しい食事を与えるなら、大統領にさえなれるような気がします。そうできなければ浮浪者になるかもしれません。』

表現の強さに私は驚いたのですが、それは赤ちゃんに最良のスタートをさせたいという母親の願いの表われでした。よき母になりたいという願いは、よき食事の提供者になることと直結しているのです。

## 一番最初にすること

母乳にするかどうかが最初の大きな決定です。母乳は感染から赤ちゃんを守る抗体を含み、どんな人工栄養よりも、消化がよくアレルギー反応が少ないのです。母乳を与えられるなら、赤ちゃんのためにすばらしいことです。

うまく母乳が与えられない場合には、身体的および心理的原因が考えられます。母親はそれまでの経験から母乳をきらったり、自分にはできないと感じているかもしれません。もし母親が、母乳育児について周囲から支持されていないと感じるなら、母乳の試みは失敗しやすいでしょう。

私の経験では、情緒的に安定し身体的な問題がなければ、たいていの母親はうまく母乳で育てられます。母乳を飲ませることができた喜びは、母親になれる自信を支えます。授乳は母親が赤ちゃんのリズム、個性、また、私の赤ちゃんという感情を学ぶよい機会になります。

## 父親の参加

父親は、日に一度か少なくとも週に二度は時間をみつけて、赤ちゃんがお乳を飲むのを見るようにしたいものです。お乳を飲んでいる母子の様子は、両親と赤ちゃんとの親密さを感じるとてもよい機会です。出のよいおっぱいからお乳を与えることは、母親にとってとてもスリリングなものです。

赤ちゃんがお母さんの胸にすがり、一生懸命お乳を飲もうとするのは、上手な飲み手になる学習をしているのだと、私はつねづね父親たちにいっています。哺乳瓶の場合はエレベーター式にぐんぐん出てくるので、赤ちゃんはすばやく効果的に飲みほすでしょう。ミルクの出がよすぎると、飲んだものをもどしてしまいます。ですから父親が哺乳瓶で与えるときは、小さな孔の乳首を使ってゆっくり哺乳しなければなりません。

## カレンの場合

メアリー・リンカーンと夫のジョンは妊娠期間中助け

合い、夫は働くメアリーの身になって思いやり元気づけました。五体満足な女の子が生まれたときには、確かに彼にも、ちょっぴりは自分のものだと感じられました。しかし予想していなかったのは、赤ちゃんが「恐い」ことでした。

赤ちゃんが呼吸しているかどうか心配で、赤ちゃんが眠り始めるといつも跳び起きましたし、赤ちゃんが目覚めたときは脆そうでふれることができませんでした。

ところが生後三日目に、ほかに誰もいなくて、彼が赤ちゃんを抱かねばならなくなりました。

妻は院内のバスルームに行っていました。赤ちゃんのカレンが泣き出したとき、そばに誰もいませんでした。夫のジョンは看護婦をよびましたがすぐには来ません。カレンは興奮して執拗に泣き続け、もう選択の余地はありませんでした。

カレンを抱き上げました。自分たちの赤ちゃんというより、手足や胴体がばらばらの物体という感じでした。彼はようやく、看護婦が赤ちゃんを抱き上げるときに、タオルで包みこんでいたのを思いだしました。包みこみ腕に抱きかかえて、ようやく安堵しました。

この抱っこ体験後、彼は赤ちゃんにミルクを飲ませようと決意しました。四日目に退院したとき、メアリーはもう母乳を与えることができました。母子はとてもしっくりしていて、夫のジョンが嫉妬を感じるほどでした。

ジョンとメアリーは以前から父親の育児参加を論じていました。メアリーが夜眠れるように、ジョンが赤ちゃんに哺乳瓶でミルクを与えるときがやってきたようにみえました。六日目には母乳の出が確立し、医師も夜間は夫が人工乳を与えるようすすめました。

ある朝カレンが泣いたとき、彼はまだ半分うとうとしながら、自分が授乳する出番だなと思いました。メアリーがぶつぶついいながら、ベッドから起きてカレンをしかろうとしました。

『僕が面倒みるよ』と彼はささやきました。

サークルベッドの赤ちゃんをみると、空腹そうでしたが、おしっこもしているのがわかりました。赤ちゃんはおむつも替えて欲しかったのです。

『ミルクとおむつ、どっちが先だっけ。』

夫に感謝しながら眠ろうとしている妻に聞きました。

メアリーはうとうとしながら、『おむつを替えたらいいわ』とつぶやきました。

そこでジョンが赤ちゃんを降ろすと、大声で泣くのです。赤ちゃんを抱き上げ、大急ぎで暖かい哺乳瓶の準備してあるキチネットへとんで行きました。それから赤ちゃんが手足を動かして泣き叫ぶのを無視して、おむつをとり替えました。やっと無事におむつに包んでから、座り込んで授乳させはじめました。

ジョンは赤ちゃんが気持ちよさそうに音をたててミルクを飲むのを聞きながら、やさしく揺り動かしました。ついに彼は、この幼い存在になにかをなしとげたのです。それまで漠然と思っていたのが、急に父親になったんだと実感しました。カレンはそれまでの最高記録で哺乳瓶の全量を飲みほしてしまいました。途中でげっぷをさせるのを忘れたくらいです。ジョンはとても誇らしい気持ちでした。

そしてげっぷをさせるために、肩に赤ちゃんをのせました。するとカレンはもがき始めたのです。ジョンは一生懸命に揺すりました。一分あまりたったでしょうか、突然カレンは顔をくしゃくしゃにし、両足をお腹におり曲げて、盛大なげっぷの音をたて、飲んだミルクを全部、勢いよく吐きました。

カレンの吐いたミルクでジョンはずぶぬれになりました。背後の壁までぬれました。この驚きから立ち直って、彼はすっかり吐いたまま抱かれている赤ちゃんを眺めました。ジョンは泣きたい気がしました。努力のすべては徒労に終わったのです。ジョンは赤ちゃんを傷つけてしまったのでしょうか。

ジョンはまず、悲鳴をあげました。つぎは気持ちを押し隠して、なにごともなかったかのようにふるまいました。ジョンはまず、吐いたミルクで汚れているカレンをきれいにし、それから彼自身を、部屋一面を、きれいに拭きました。カレンをやさしくサークルベッドに寝かせてから、そっと自分のベッドにもぐりこみました。それ以後の三時間、赤ちゃんが泣き出すのを待ちながら、メアリーに彼の失敗をなんと報告したものかと、天井を見つめていました。

ミルクを急に飲んだ後には、げっぷをさせる前に、上体を三〇度高い仰向けにし、二〇—三〇分くらい抱っこしましょう。その間に重力でミルクは下に移動し、胃の上部に気泡が生じます。ついで赤ちゃんを垂直に抱くと、帰泡だけが上にあがるのです。これは父親が、出産直後の母親を助けて授乳するさいに、もっとも注意して欲しいポイントです。ミルクのたびに失敗すれば、父親は授乳しにくくなるからです。

ミルクを飲ませることは新しい親にとって重要な学習事項です。赤ちゃんに適量を与えねばならないと、両親にはわかっているのです。ところが実際には、赤ちゃんが目覚めるときやぐずるたびに授乳すべきものと感じ、ついやりすぎてしまうのです。

退院直後に、新しい生活に適応する時期には、新しい親は赤ちゃんが泣くたびに授乳するものです。しかし赤ちゃんの睡眠と目覚めの周期――覚醒、入眠（レム睡眠）、深睡眠、覚醒――について親たちが学ぶなら、哺乳瓶をしょっちゅう与えて、授乳以外のさまざまな体験をする大切な時間を失わせたりしないでしょう。サークルベッドの中で、一人で自分の手を見つめたり、まわりの大人と遊んだり、赤ちゃん自身の世界について学ぶことは、やがて授乳と同様に重要なものとなるのです。

三、四週間すぎには、親は授乳時間と、ほかの重要な体験をする時間を区別し始めなければなりません。赤ちゃんが自分自身を知り、新しい世界を探険する欲求は、ミルクを飲みたい欲求とバランスがとれている必要があります。そしてそれは案外むずかしいのです。この時期に赤ちゃんの哺乳は、与えれば反射的に飲むというわけにはいかなくなり、自立し始めるからです。

## さまざまな障害

赤ちゃんは授乳すれば飲むにきまっているものと、母親は思いがちです。赤ちゃんが授乳をいやがると、まず驚き、ついで怒りがこみあげてきます。

『どうして飲みたがらないのかしら。なにか私がまちがったことをしているのかしら。』

私の診察室にお祖母さんがやってきました。私がお嫁さんに、赤ちゃんに哺乳を無理強いしないようにいったからです。その理由をお祖母さんに説明する間中、彼女は体を揺すっていました。私の話に拒絶反応を示しているのです。診察室を出るとすぐに私の考えを批判するに違いなく、話すことが無駄にも思えました。

『先生、そのお話は私が子育てをしていたときにお聞きしたかったですよ。なにせ私たちはイディシュ語で「食べたら吐く」という意味の「Essen und brechen」という警句を教えられていますからね。母親の責任はわが子に食べさせることなんです。食べたあとになにが起こったって、それは問題じゃありませんよ。』

このお祖母さんは話し合いの後、赤ちゃんの食事拒否は、自立に向けての母親との葛藤なのだということをようやく理解しました。

赤ちゃんが自立し始め食事をいやがる場合、母親は裏切られたと感じて怒るものです。こうした障害が大きな危機に発展するのは、母親が自分を完全な母親だと錯覚する時期に多いものです。核家族社会では、このような一見たいしたことのない危機の場合に、母親を助ける祖父母がいません。

唯一の援助となるはずのマスメディアは、完全な母親などいないものだともっともらしくいいながら、実は理想の母親像を作り続けがちです。母親はこの理想像からほんのちょっとはずれても、大失敗したと思いがちです。

シカゴ大学教育学部のケネス・カイネ教授と私は、授乳につまずく原因が、赤ちゃんとの相互作用過程にもあることを知りました。

赤ちゃんは哺乳瓶や乳房を与えられるとたいていしゃぶりますが、はじめ吸った後、「吸引―休止」のサイクルになります。八―十回吸い、数秒間休止して再び吸います。この周期的な中断パターンは母親にも関係がありそうです。

母親は赤ちゃんを上手に扱いながら頬にふれたり、赤ちゃんの顔をのぞきこんで話しかけたりしました。こうした仕草をするわけをたずねると、『赤ちゃんが上手に飲もうとしているから、それを続けさせてやりたいのです』という答えが返ってきました。この「吸引―休止」サイクルは、どの子にもみられます。休止期間は、母親が短くしようとしたり、あるいは無視した場合どうなるか測定して、私たちは驚きました。本来赤ちゃんのもっている一定の休止時間より、母親が働きかけた場合に休止が長くなっていたのです。休止時間中の母親とのコミュニケーションが、お乳を飲むのと同じくらい重要であることを示しています。

お母さんの予定表には赤ちゃんに食事を与えることだけが書きこまれていましたが、赤ちゃんの予定表には授乳と社会体験の両方が書きこまれていたのです。

授乳は母親と赤ちゃんがお互いを知るよい機会です。授乳中にお互いの限界を無意識に試しています。成長の段階ごとに、母親と赤ちゃんの緊張は増していきます。三、四週をすぎる頃から、母親は口をそろえて赤ちゃんの飲みを心配しますが、それは赤ちゃんの体験する世界が広がり、哺乳に影響しているのです。赤ちゃんは自立し始めているのです。

四カ月半ないし五カ月めで、赤ちゃんの世界はさらに、突然広がります。さまざまな対象に手をのばすことを覚え、周囲のあらゆるものに関心をもちます。光・音・対象が新しい意味を帯び、赤ちゃんは授乳に集中できなくなります。物音がしたり兄弟姉妹が目に入ると、授乳に注意を払わなくなり、見たり聞いたりするほうに集中します。母親は歯がはえる前ぶれかしらとか、食欲不振なのではと心配しがちです。しかし真相は、まわりの世界への子どもの関心が広がるからなのです。

刺激の少ない静かな薄暗い部屋で授乳すれば、飲みがよくなるでしょう。そして大事なのは、このような拒否が正常でしかも一時的なものだということです。赤ちゃんが新しい探険に熱中しない限り、数週間以内に再び哺乳するようになるでしょう。もしこの間に母乳の出が悪くなりそうなら、一日に二回（朝晩）は、静かな薄暗い部屋で授乳することをすすめます。

## 食事対冒険

七ないし八カ月めに、指で物を扱えるようになると、赤ちゃんは周囲の世界の探険に夢中になります。一日中飽きずに指を使って達成感を享受します。突いたり、引いたり、押したり、新しく発見した指で、果てしないバレエに興じます。赤ちゃんは世界全体を習得したがっているのです。

もちろんこれが手づかみで食べ始める時期となります。赤ちゃんが自分で食事できないと、せっかく食事に関心をもってもイライラして混乱するでしょう。小さなトーストやクッキーを握らせれば、家族の食事の仲間になれます。人差指と親指で豆をつまんだりバイバイ動作を習得したら、赤ちゃんは食物に応用したくなるものです。出された食物をみなたいらげるようになります。もしこの手づかみの時期がなければ、その後に食事の問題が生じるでしょう。

つぎの数カ月には、赤ちゃんは自分で食事をしたい欲求がますます強くなるものです。

食事をいやがる場合はどうでしょうか。

ある十カ月児の母親は、こんなふうに食べさせていました。赤ちゃんをテレビの前に座らせ、口を開けさせたいときはテレビの音量をあげます。すると赤ちゃんは驚いて両手を上げ口を大きく開けるので、そのすきにお母さんはスプーンで何回も詰め込むのです。赤ちゃんは口いっぱいにほうばって、目を白黒させながら一生懸命飲み込みます。これの繰り返しでした。赤ちゃんを驚かして食べさせるよりほかに、お母さんはよい方法を思いつきませんでした。この子は食べさせてもらうことよりも、自立の方に関心があったのでしょう。

このお母さんには、赤ちゃんの手の大きさに合わせて、一回に小量ずつもたせるよう助言しました。こうして赤ちゃんは、どうやって自分の指を使うかを学ぶのです。

生後一年目の終わり頃からの自立は、さらに食事をむずかしくします。赤ちゃんは歩けるようになり自由を発見して、母親から離れるか、母親のもとに歩いて来るか、母親と協調するか反抗するか、といった選択ができるようになります。この新しい自立の感覚は、赤ちゃんのすべての行動を支配します。子どもの多くはこの時期に『イヤ』を連発し、かんしゃくを起こし、新しい場所や体験を探索します。

親が子どもに、食事は自分で食べるものだと明確に示さなければ、自立の過程で食事が大きな問題点になっていきます。生後一年間は子どもとの共感を感じる至福のときですが、子どもがうきうき歩きまわるようになると、親の本能で手綱を引き締めます。

自分だけがよい提供者だと思い込む母親は、「食べさせさえすれば、吐くのは子どもの責任」の哲学に支配されるようになるでしょう。

この年齢の子どもが反射的に食事を受け入れるのは、母親の立派なマザーリングに対する恐れからです。子どもが母親の作った食事を食べるかどうか考える様子は、正常なことなのですが母親をおびやかします。

『あまり食べなくなったので、私はもっとおいしくしてみました。悩みながら苦労して作っているのに、子どもは食べてくれません。食べてくれないと、子どもから私自身が拒否されているように感じます。』

これは間違いです。子どもにとって今は、自分について学ぶことが食事より重大なのです。母親が食事を押しつけると、子どもはもっと自己主張しようとするでしょう。

### 争いの防止

大部分の子は一歳になると食事習慣が大きく変化します。一五カ月位までに、まず野菜を拒否し、つぎの月には肉を、そのつぎの月には牛乳を拒否するといったふうに。しかしその拒否は徐々に弱まるものです。親がそれに巻き込まれず、子どもに食べることを無理強いしなければの話ですが。

親が巻き込まれると食事拒否はかえって激しくなり、食事のたびに争いになるでしょう。子どもは正常な自己主張の一ステップがしかられるという体験をし、親のほうは希望をなくし無力感を味わいます。

この事態は食事の問題を越えて、親子の間を緊張させ、親子関係全体を危険にさらします。それは親の不注意でも、わるい親であるわけでもなく、注意を払いすぎるためなのです。これらは子どもの自律性や自立性が発達し表面化するときに始まり、親も子も関心を向けている領域――食事――に集中します。

### マリアの場合

マリアがおもちゃを椅子から落とすことが、親の注意を引く確実な方法だと知ったのは、ちょうど一歳になったときでした。最初は偶然におもちゃを落し、哀れっぽく訴えて親の足を運ばせました。親がおもちゃを拾ってあげると、親がこのゲームに疲れてしまうまで、繰り返しおもちゃを落し続けました。子どもは物が消えることや、隠し方、取り戻し方を十分に学び、しばらくはそのゲームに夢中になりました。

彼女はつぎに、このゲームを食物や食器でも楽しもうと思いつき、両親を困らせました。両親はまず冷たく無視してみました。つぎには食物で遊ばないようしかりました。

『マリア、止めなさい。食べ物で遊んじゃダメ。』

マリアは明らかに、おもちゃと食べ物の違いがよくわかっていませんでした。親に強く反応されると、かえってその行為は激しくなりました。

マリアは食事時に必ず「ゲーム」をするようになりました。マッシュした食物を塗りたくりました。彼女の予想通り、親は強く反応してくれました。コップを落としたり、飲み残りの牛乳をテーブルにこぼしベトベトにして遊びました。

母親が彼女の手を叩いたりしかると、食物を投げつけるようになりました。その間も、喜んで椅子の上に立ち上がり椅子をゆさぶるのです。マリアの母親は絶望的になりました。

彼女は小児科医の助けを求めました。医師は、マリアが両親の反応をわかったうえでやっていること、そしてこれは正常な自己主張の始まりで、親の反応は子どもには「ごほうび」になっていたことを説明しました。

一回の食事量を減らし、牛乳も五〇ミリリットルずつにするよう彼は提案しました。それでも遊ぶなら片づけてしまうようにしました。これで彼女の食事の問題は解決するでしょう。物で遊ぶのは発達の過程で必ず起こることですが、食物で遊ばせる必要はありません。もしかするとマリアは、食べる量が一時的に減ったり、食間に食物を欲しがるだろうと、小児科医は母親に予告しました。

医師は両親に、食事時を神聖なものにし、食間に彼女用の「スナック」を食べさせないようアドバイスしました。さもなければ、「食べさせたい」母親の本能に振り回されて、あとで親が後悔することになります。医師は、この期間には、食欲を満たす最低量の食事を与えるよう、何度も繰り返しました。

小児用のビタミンシロップや鉄分を含んだ蛋白質などを一日一回ミルクに混ぜて与えれば、最低限の必要は満たされるでしょう。

解決策は、争いを避けることです。親は食べることの争いに、勝つわけにはいきません。子どもの自立こそ重要だからです。

もし親が力で勝てば食事がプレッシャーになり、後になって再び問題が生じる可能性があります。食事が、子どもの自立や学習の成果が表われやすい領域であると理解すれば、子どもが必ずといっていいほど食事に関して

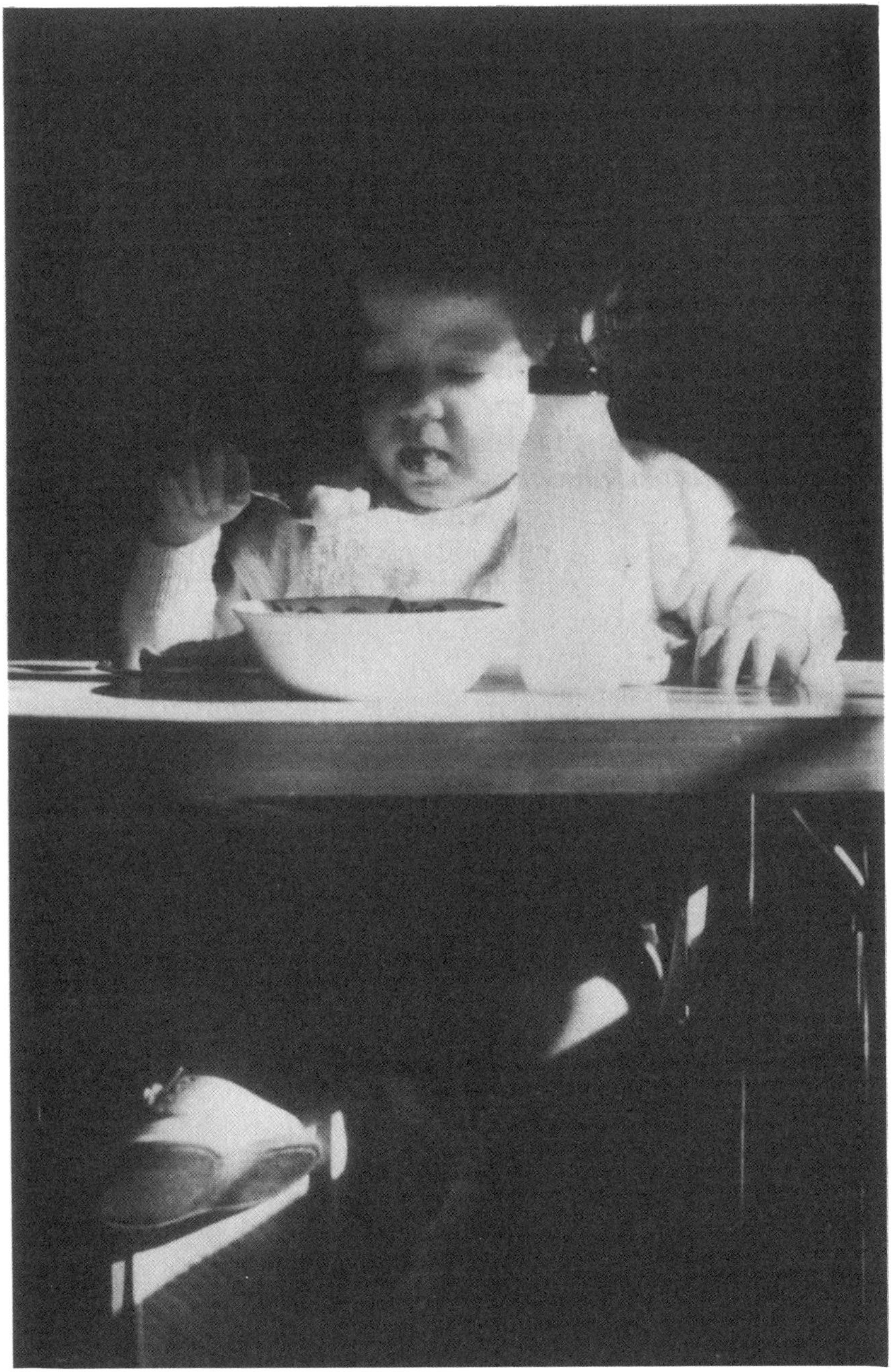

抵抗することが理解できるでしょう。

生後一年間に十分栄養をとっていれば、一ないし三歳で食物を少々拒否しても、栄養的に大きな問題は生じません。基本的四要素（次項を参照）しかとらなくても、十分維持できることを理解していれば、子どもに探索、拒否、境界吟味を試みる自由を与えることができるでしょう。三、四歳になると再び食べ始め、あなたの自制は報われるでしょう。

いくつかのルールを、親自身のために作りましょう。

例えば、よちよち歩き時代には、子どもは食べ物で遊んで親を悩ませるものだということは、もうおわかりでしょう。子どもは親が拾うことを期待して、テーブルから落とすのを楽しむのです。だから拾ってあげないよう心の準備をしておきましょう。一回に少ししか与えないようにしましょう。もちろん子どもによってはそれでも、食物をあたり一面に投げつけるでしょう。食物をおもちゃにすることは、食べることよりも子どもにとっては魅力的です。このときはすぐに食事を切り上げましょう。そうすれば食物がおもちゃではないことを知り、厳粛に注意を向けるようになるでしょう。

同じ理由で、テーブルにつく時間を制限すべきです。活発な子は、長時間座りたがりません。それでも食事のために座ることを学ぶのは重要です。

食事中に立ち歩くのを許してでも、たくさん食べさせようとするのは、正当な根拠があるとは思われません。子どもはよちよち歩きの時代に、食事の時間がほかの時間と違うことを認識すべきだと私は考えます。手におもちゃと食物を同時にもって歩きまわる子どもを、私はみたくありません。

子どもに初めから、食事に厳粛に向かう習慣があるわけではありませんから、親を悩ませることが多いのですが、見守ることが大切です。家族が子どもに、食事時に短い時間でも座るよう期待するなら、子どもはその大切さを知るものです。

ここでは食物の質が問題なのではありません。子どもは本来、家族の習慣を探索し、テストし、両親の不安や怒りを呼び起こすものです。そして食事には親が確実に反応することを、子どもは知っているのです。親がこの点を認識しなければ、食事時間はいいかげんになり、戦場と化するでしょう。

食事を楽しいコミュニケーションの時間にしようと、親が決意を固める必要があります。それが究極の目標です。この時期に自立を求める闘争がピークとなり、食事領域にも侵入するでしょう。しかし育児のほかの領域と同様に、食事についても制限とルールを示すことは、子ども自身が限界を知り一種の安心感を得るのに役立ちます。子どもは最悪の場合でも栄養補給で育っていけることと、子どもの全面発達は食事より重要であることを親が銘記するなら、食事が戦場になることはないでしょう。

## 栄養所要量

子どもの栄養の最低必要量が、一歳ないし二歳では、それほど大したものでないことを知っていれば、安心できるでしょう。私が長年アドバイスしてきた一日の最低必要量は、つぎの四要素の簡単なものです。これも拒否される場合は、ほかのもので補充できます。

① 四七〇ミリリットルの牛乳。またはチーズ、ヨーグルト、アイスクリーム。極端に飲まないときは牛乳に味をつけてみるといいでしょう。ティースプーン一杯の液状カルシウムは、二三〇ミリリットルのミルクに匹敵し、どんな牛乳にも混ぜられます。

② 一〇〇グラムの肉または卵一個は、十分な鉄分および蛋白質を提供します。もし拒否されれば、医師に鉄と蛋白質の補強剤をもらうこともできます。

③ 新鮮な果汁三〇ミリリットルまたは適当な果物をビタミンC補給に。

④ 野菜や穀物をとらない場合には、ビタミンA、B、Cを含む総合ビタミン剤を。野菜は拒否の標的になりやすいので、しばらく野菜にこだわらないでいいように、私は一歳児にビタミン剤を利用します。

### 指針

食事が戦いになるのを避けるために、つぎの提案を試みるといいでしょう。

(一) 規則的な食事時間を設けて間食をさせない。

(二) 食卓には二〇分間だけつかせ、その後は食物を片づけましょう。

㈢　一回には少量の食事を与えましょう。食べてしまったらおかわりしましょう。食物で遊び始めたら、すぐ片づけましょう。

㈣　子どもがなにを食べたいか心配したり、それに合わせて準備しすぎないようにしましょう。子どもは別の食物をねだるかもしれないけれども、本当に求めているのは食物ではなく、あなたの関心なのかもしれません。

# 8章

# 睡眠

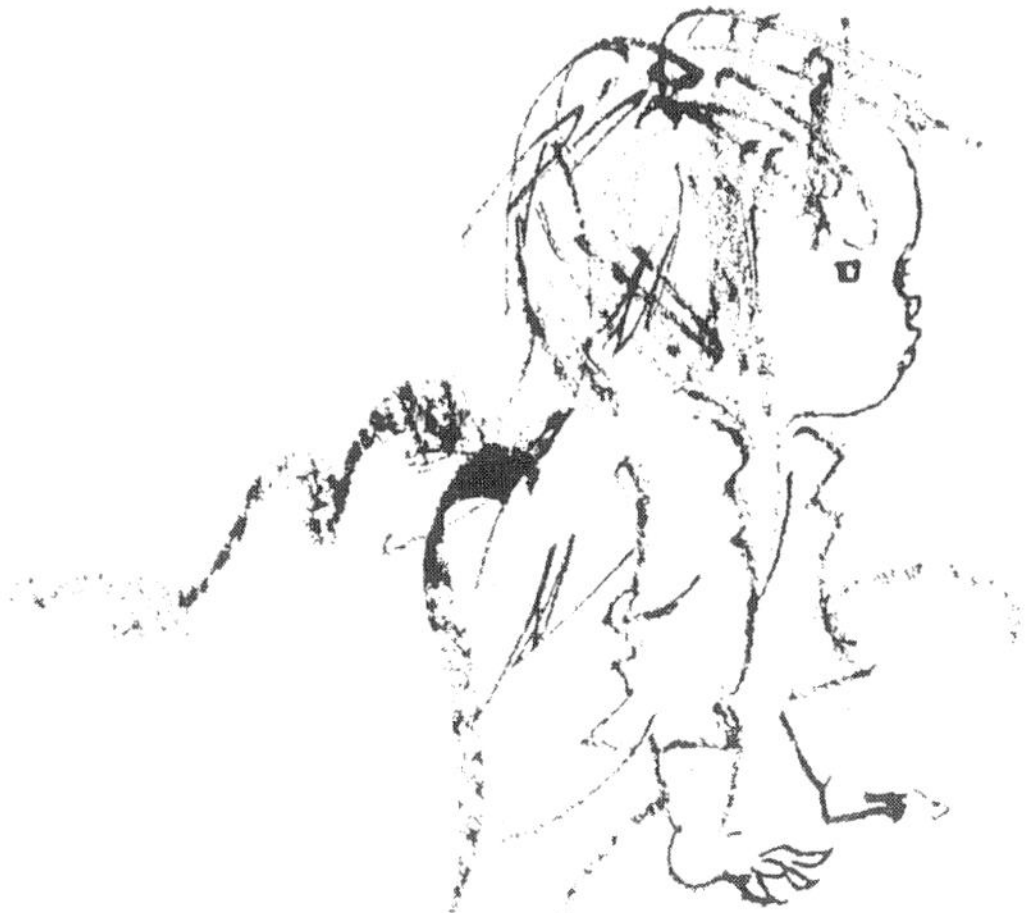

『どうやったら赤ちゃんを寝かしつけられますか』と、私は診察室で一日一回は聞かれます。たいていはそのとき親はせっぱつまって救いを求めています。なぜなら私にアドバイスを求めるときにはすでに、夜の混乱は長く続いているからです。

親は子どものために午前二時か三時に起こされ、自分を無理に目覚めさせて、寝かせつけるために抱いて揺らし、歌い、あやしているのです。

一方、子どものほうは勝ち誇り、喜びいっぱいで愛敬をふりまきます。子どもはたっぷり眠って、何時間でも遊べる状態にあるからです。子どもは、自分が愛嬌をふりまいているのに、親の絶望に出会うと落ち込んで、本当に苦痛なようにぐずったり泣き叫ぶかもしれません。あるいは「傍にいて欲しいのがわかっているくせに、どうして僕を一人にしておくの」というように、親を非難の目でみるかもしれません。

子どもが親と遊ぼうとする試みが成功しないと、大好きな親を怒らせてしまったことで逆に子どもが不安になることもあります。とにかく子どもは、ねむい親の防衛線を越してメッセージを届けようとします。

親は寝かせるためになんでもします。子どもを泣きっぱなしにしておいてみたり、二時間も泣き続けるときは哺乳瓶や常夜燈をつけてみますが、うまくいかないことも多いものです。たしかに親たちのベッドにいれると、座って一、二時間遊び、その間、親たちは寝ることができるでしょう。

しかし、子どもを親のベッドにいれることは、米国ではタブーになっているので、多くの父母はこうした安易な解決法をあまり採用しません。

子どもが泣き出す前に子ども部屋に行くと、静かにさせやすいことに親は気づきます。午前二時以後は二時間毎に子ども部屋に行き、ミルクを与えたり揺らしたりして寝かしつけると報告する親がたくさんいます。訪問間隔をうまく決められると、二時間毎の訪問で三〇分だけ子どもと一緒にいればよいが、子どもが泣き出してしまってから訪問すれば、一時間も子どもの側にいなければならないのです。

問題はなんでしょうか。こうした要求をしない子どももいるのはなぜでしょうか。家族全員が夜は寝ることを学習しているのに、ひとり赤ちゃんがそうでないのはなぜでしょうか。それは子どもからの不安のシグナルでしょうか。子どもに日中、十分な愛情や注意をそそがなかったことの現われでしょうか。午後六時頃に眠る子どもは、なぜ定期的に午後十時頃目覚め、親たちを求めることが多いのでしょうか。

## 睡眠周期

幼児の睡眠周期の発達の研究は、こうした疑問のいくつかに解答を与えてくれるでしょう。UCLAのパルメリー博士、スタンフォード大学のアンダース博士、コロラド大学のエムデ博士らの最近の研究によると、どの子も夜間に、浅い眠りと深い眠りの周期をもっています。最初の数カ月をすぎると深い眠りが長くなり、浅い、あるいは夢をみている時間は短くなります。

四カ月めになると、この周期は一つのパターンになり始めます。一つの周期は三—四時間です。周期の半ばでは、体をほとんど動かさず外部からの刺激も受けつけにくい深い眠りが一時間くらいあります。その前と後には体を少し動かし夢みる状態があります。

そして四時間周期の終わりになると、目覚めやすい、うとうとした状態がおとずれます。このときにはそれぞれの子ども特有の行動をします。例えば、指をしゃぶったり泣き声を立てたり、自分で体を揺すったり頭をリズミカルに強く動かしたりします。大騒ぎしたり独り言をいったり、両親に声をかけたりするかもしれません。私の娘はみな、人形に四時間毎に話しかけたものです。

こうした行動は、昼間の活動で蓄積されたエネルギーを発散し、つぎの睡眠に戻るのに役だつように思われます。うとうと状態が赤ちゃん自身によって管理される場合は、睡眠周期は安定し眠りは長くなって、最終的には子どもは一回に八時間ないし十二時間近い睡眠を自分でコントロールします。

最近の研究によると、これらの周期の延長は環境に左右されます。親が子どもを訪問し食事を与えると、目覚めを促進することになり、子どもは自分を落ち着かせて睡眠時間の延長をはかろうとしない傾向にあります。反対にまわりが反応しなければ、子どもは活動を発散し睡眠に戻るための固有の行動パターンを、自分でみつけるようになるでしょう。

同じ研究者は、二四時間の生活リズムが、妊娠中の母親の生活周期に合わせて、誕生時にすでに確立されていることも示しています。この二四時間のリズムは母親の状態とは完全には一致せず、母親の活動中に胎児は眠り、母親が眠っているときに胎児のほうは目覚めているようです。母親の活動によって、子どもは状態を変化させます。

新生児は睡眠―覚醒のリズムをすでにもって生まれてくるのです。そして誕生後の環境は、昼間に目覚めを促進し、夜間は眠りを促進します。

昼夜が逆転した睡眠―覚醒サイクルから、スタートする子もまれにはいます。周期の変更をせまるような環境設定をすれば、多くの幼児は五、六カ月時に、夜間に八時間くらい眠るようになります。私にいわせれば、これは子どもが環境に順応できるという天性の能力の最初の証拠です。

環境に順応しない子どももわずかながらいます。私は、彼らの障害―親にとっては眠りを妨げられるのでここでは障害とよびます―が何に由来するかを調べたことがあります。

子どもは通常、生後三カ月で四時間以上連続して眠れるようになります。最近の米国での研究によれば、三カ月児の七〇パーセント、六カ月児の八三パーセントが夜間八時間以上眠ります。十二カ月になって夜間に目覚めるのは、わずか十パーセント程度です。

なぜ大部分の子どもは連続して眠れるのでしょうか。子どもが夜間うまく眠るためには、さまざまな影響因子が組み合わさっています。親たちが夜「ブザーを鳴さ」ないように努力することから、子どもが本来的に二四時間周期のなかの睡眠部分を延長する傾向にあるかどうかまで幅広いものです。

## 夜目覚める原因

夜目覚める子どもたち――生後六カ月で十七パーセント、十二カ月で十パーセント――の原因はなにでしょうか。

さまざまな要因の組み合わせが考えられます。まず親の問題としては、赤ちゃんを手放したがらず、子ども部屋で泣くより親のベッドで寝かせてしまうことがあるかもしれません。同じ泣かれるなら手元においたほうが、別の部屋に寝かせて罪悪感を抱くよりもましと思うかもしれません。また子ども側の因子として、夜目覚めやすい三つのタイプがあります。

第一のタイプは、大変活発で新しい課題に熱中し、自分が制止できなくなるタイプです。夜になっても、課題――立上がることや歩行のような運動課題が多い――を達成したくてたまらず、行動に駆り立てられます。例えば、歩行開始直前の子は、うとうと状態のときに、四つ這いで体を揺すったりベッド柵につかまり立ちすることがあります。そうするうちに子どもは目覚めるでしょう。夜目覚めることは新しい発達段階の強さを示しています。

この夜間覚醒は、親が睡眠パターンを習得させなければ、歩けるようになるまでおさまらないかもしれません。またそれ以降も、ほかの課題・段階についても同様に、欲求不満のはけ口として使われる可能性があります。こうした赤ちゃんは、REMあるいは浅い睡眠になると目覚め助けを求めます。

親が子どもを安心させようとして一緒に寝る場合には、こうしたREM睡眠は夜間に頻発するもので、子が自分を静めれば深い睡眠に再び入れるのだということを、認識している必要があります。

もし子どもが親のそばにいることで刺激されすぎ、覚醒したり遊び始めたりするなら、本当に夜と昼をとり違え、悪循環になる可能性があります。子どもが目覚め、両親はなだめようとして緊張し、子どもをさらに刺激する。子どもはさらに目覚め、両親の敵意を感じ、親と遊んできずなを確かにしようとして、さらに眠らなくなります。この悪循環は子どものなぐさめにならないし、親の育児力にも益するところはありません。

第二のタイプは、日中あまり運動しない子です。なにをするにもおとなしく、警戒心が強く、注意深い子どもたちです。昼間にあまりエネルギーを消費しないので、夜間ぐっすり眠るほど疲れません。彼らの敏感な思考過程は夜間に覚醒しやすくパターン化されていて、REM睡眠には目覚めやすくなります。この睡眠で泣き叫んだりすると、両親のベッドに潜り込む恩恵に浴するかもしれません。親子共にそれで恩恵を受ける限りは、それは双方にとってよいことかもしれません。しかし一歳になって子どもがめざましく自立すると、夜についても子どもの自立を考えなければならなくなるでしょう。

　第三のタイプは、敏感で容易にかんしゃくを起こしがちな子どもです。新しい変わった状況に敏感なので、子どもは依存的になるかもしれません。両親がそれに気づかず軽視するかもしれません。子どもは要求されていると感じて――それが新しい発達段階であれ、周囲からの要求であれ――子どもは昼だけでなく夜も退行しがちです。両親は子どもに手を貸そうとして、ストレス状況から子どもを守るかもしれません。しばしば子ども自身で挑戦する前に、子どもを萎縮しないようなぐさめることに走りがちです。この過程で両親は子どもに、おまえはまだ未熟だという感覚を植えつけてしまう恐れがあります。子どもは無力感を抱き、結果的にいっそう敏感に、いっそう依存的になります。

　子どもが夜目覚めることに親が過剰防衛するパターンは、親子両方の行動に影響を及ぼします。子どもは必要以上に長く親のなぐさめを要求するようになり、親はそうしなければいけないと思います。子どもを親のベッドに寝かせたり、夜間四、五度も子どもの求めに応じるようになります。親は疲れて怒りを彼ら自身と子どもに抱きます。親は子を愛しながら憎しみも感じるという両価的な状態に陥ります。子どもはそれを感じて親の愛を確かめようと不当な要求をします。また両親は両価的な感情を抱くと、いっそう子どもの要求を満たそうと駆り立てられるものです。

　こうした親子が診察にくると、私はいつも驚き、心を動かされました。彼らに説いて、夜、子どもに「愛玩物」――両親にかわって子どもの自律性を補強する――を与えました。それによって子どもが自律的になれることを知り、子どもがもう一人ですごす準備ができているのを認識して両親は驚くものです。さらに子どもは日中にも、いっそう自立してふるまい始めるのです。

## 社会の期待

睡眠問題の根底には、たしかに自律と自立の問題があります。これは部分的には社会の期待にもよります。すなわち米国の社会では、子どもをあまり親密にあるいはあまりに長く手もとにおくことに、罪悪を感じさせる多くの力が働いているのです。本当のところは、多くの親は、生後五、六カ月の子どもで就寝時の親子分離が実際に可能でも、そうしたがらないものです。子どもが大きくなると、互いにスキンシップを求める感情がそれを助長します。

確かに多くの親が、眠っている子どもを愛情こめてあやしたいと願っているものです。なぜ米国の社会は、夜間の親子分離を早くから要求するのでしょうか。一方で、大きなベッドで家族全部が寝ることをすすめたタイン・デベニンの本(『家族ベッド』、ミネソタ州ミネアポリス、一九七七年)に代表される、正反対のやりかたも出てきています。

聞くところによれば、インドの多くの州では、母親は床の上に大きな円形マットを敷いて寝ます。幼い子どもたちはみな、夜間意のままにマットの上を移動します。そして睡眠障害は報告されていません。子どもは四歳になると自分から母のそばを離れるだろうといわれています。それまでは子どもは小さく無力なので、夜に母親が必要なのは当然だとされています。

家族と私がしばらくの間暮らしたメキシコのマヤ族では、母親が自分と夫との間に赤ちゃんを寝かせているのをみました。それは子どもが突然自分のベッドに移るまで続きました。ほかの小屋で一人で寝るというこの突然の変化は、母乳やおんぶをあまり求めなくなるのと同時に、一歳半ばに起こりました。

もし子どもがこうした変化に不平をいっても、無視されるか罰せられます。子どもが抑うつ的になって食べなくなったり、クワシオコルとよばれる栄養失調状態になれば、それは病気のせいにされます。子どもの落ちこみや栄養不良と、母親の剝奪とを結びつける人はいません。つぎの赤ちゃんが生まれようとしていて、ベッドには年長の子が寝る余地はもうないのです。

米国の社会では、自立し個性的であること、はつらつとして好奇心旺盛であることが期待されています。こうした期待がわれわれの育児の方向を決めています。われわれは子どもに、昼間は活発で好奇心にあふれ、夜は一人で寝ることを期待しています。理想的な赤ちゃんとは一日中一人で遊べて、大人が手を差し伸べるときには保護も受けられる赤ちゃんです。夜になるとたちまちおとなしく眠りにつくよう期待されています。

赤ちゃんが初めて一人で寝かされ、むずかったときどうなるかは想像できます。一晩に五、六回も水やおまるをもって行かなければなりません。夜間にしょっちゅう起きるのは容易でなく、いらいらします。親が夜いつも眠りを妨害されると、子どもに拒否感を抱くようになります。

こうした感情を処理し、赤ちゃんに直接向けないためには、かなり強力な防衛手段を講じなければなりません。ほんとうの睡眠障害をもつ子の親は、なぜ夜間子どもの欲求に応じなければならないかをわかっています。

最近は多くの女性が日中働くようになり、夜に赤ちゃんとの接触を求める傾向が増しています。睡眠の問題を避けるには親のベッドで一緒に眠ることが、どんな年齢の子どもにも一番だと今では多くの親が考えていますが、それでも周囲の批判には気を使っています。

いつも親のベッドに赤ちゃんを一緒に寝かせていても、親は診察のときにはそれを認めたがりません。なぜ認めないのでしょうか。彼らは私から批判されると恐れるのかもしれません。しかし親自身が無意識に罪だと感じていることのほうが大きいと私は思います。こうした両価的な感情が子どもをつけあがらせ、親を苦しめるかもしれません。子どもは一人で寝られない場合に、両親と寝ることにばくぜんとした罪悪感を抱き始めるでしょう。

少なくともわれわれの社会では、幼児期に一人で寝られることが自立の一要件になっています。それが正しいかどうかは確かに疑問ですが。社会の一般的コンセンサスを完全に否定するのは、子どもが自分を低くみたり自立していないと感じる危険があり、むずかしいのが現状です。

## 睡眠と自律性の発達

生後一年間のうちには、それまで夜間ずっと眠っていた赤ちゃんでも、夜間目覚めやすくなる時期があります。八―九カ月と十二カ月頃です。このとき新しい人や状況・場所・日常習慣の変化を認知する能力が急速に発達します。それは運動機能の急速に発達する時期（八カ月で這ったり座ったりすること、十二―十四カ月で立つこと、歩行、よじ登ること）に一致しています。（↓2章参

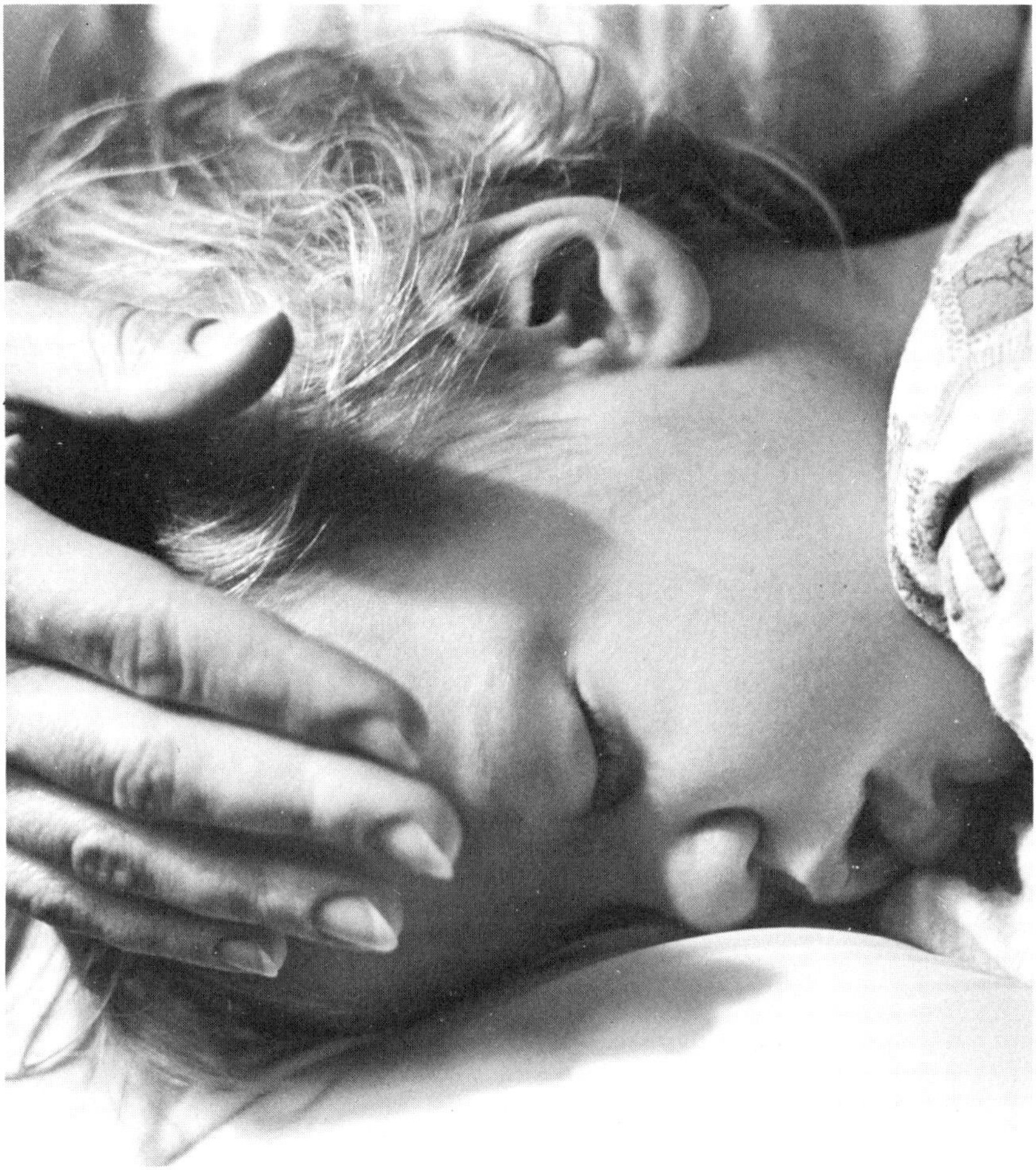

照）

子どもは活動が増すにつれ、父母の安全基地から離れる能力を獲得します。

親の保護から離れるか留まるかの選択は子どもを混乱させます。子どもは自立したがっているけれども、同時にその先行きに不安を抱いています。この不協和音が一日の終わりに葛藤を残します。夜に浅い睡眠になると、その不安定さを反映して泣き叫んだりベッドの上に起きあがります。

夜一人で寝られるようになることは、確かに子どものなすべき自立の一部です。そして睡眠の自立では、親も子も困難を感じている場合が多いのです。昼間働いている母親は、手際よく睡眠障害が片づくのをいつも期待しています。私は母親と話し合うとき、仕事と母親業に引き裂かれているのを感じます。歩き始めの時期には当然ストレスも多いものですが、このとき母親は子どもを夜に無理に離せないと感じがちなのです。

## ルーシーの場合

ジュディ・トレイルは穏やかだがいくらか緊張気味の若い女性で、夫のトムと、十八カ月のルーシーと一緒に私の診察室にきました。彼女は妊娠するまでは、著名な弁護士の有能な秘書でした。

彼女と夫は結婚三年目に赤ちゃんをもとうと決めました。しかし三カ月で流産し、ジュディもトムもひどくがっかりしました。

ジュディは少し焦ってもう一度挑戦しました。今度は失敗しないよう、夫婦で極端に厳密に行動をとり決めました。彼女は自分に「完璧に」注意を払い、危険を避けるために妊娠六カ月で仕事を止めました。

彼女が辞職した後も、オフィスではほぼ一年間、彼女が復帰できるポストを開けておきました。彼女は復職する気があるかどうかとたずねられるたびごとに、役割選択――つまり母親になるか、ビジネスウーマンとして生きるかの選択に直面させられました。

ルーシーはふっくらしたかわいい赤ちゃんで、肘と手には小さなくぼみがあり、やわらかな巻き毛で、このうえなく幸福にみえました。トムとジュディには生まれてすぐから、一個の「人間」と感じられました。手のかからない子で、はっきりしているほうでした。しかし生後数週間で、おとなしく優しい態度から、鋭い要求をして親をすぐ引き寄せようとする泣き方に変わりました。飢え・飽き・疲れを、ジュディとトムに確実に知らせようとしたのです。

一歳になって、「正しい」育児に必死な両親と、強い意志をもつ娘の間に、睡眠の問題が生じました。ルーシーは子ども部屋に寝かせられ、夜間目覚めると抗議し始めたのです。

ジュディとトムは、育児書に書かれている手順をすべて試みました。彼女をあやし、抱きしめ、予定外の哺乳をし、これだけ努力したのだからよくなるだろうと期待して、リビングルームに黙りこくって座り込みました。明りをつけたり消したりし、子ども部屋に簡易ベッドをもちこんで一緒に寝、とうとう彼女に合わせて自分たちの生活を変えました。彼女は毎晩、両親と一緒のベッドで寝るようになり、その結果、誰もが眠れませんでした。全員へとへとになっていて、私のもとにきたときにはもうぎりぎりの状態でした。

問題の焦点は、就寝時の問題をどう扱うかと、ジュディの最近の決心でした。

ジュディの決心とは、日中ルーシーの面倒をみないで「誰か」にまかせれば、彼女は復職でき、元の生活に戻れるのではないかというものでした。

しかし、なぜルーシーの睡眠についての抗議にそんなにむきになって対応しているのかを、親自身が理解できていませんでした。子どもから離れることについての、親自身の複雑な感情を明らかにする必要がありました。

両親は以前に流産したために、ルーシーも失うのではないかと漠然とした不安を抱いていました。ルーシーが夜安らかな眠りを学ぶことが彼女にとっても一番よいと知っていましたが、子どもは自分のすべきことを、親より知っているはずだとも思っていました。われわれの不安定な社会では、多くの親たちが同じように感じています。

この問題を話し合うなかでジュディは、自分がルーシーの扱い方を失敗したと強く感じていること、それに本心では、かつてうまくやっていた職場に逃げ戻りたいことを理解しました。そしてトムは問題を解決できないでいることについて、膨大な隠された怒り――自分、ルーシー、妻に対する――を明らかにしました。こうした親の怒りと絶望がルーシーの育児問題の発端であることを、親も理解しました。しっかりした娘だったのが不安定になり、親にすがりつくようになったのです。それは両親の緊張を必死にとり除こうとするかのようでした。

われわれはルーシーが自分の強さと自律力を自覚していること、それが親の扱い方で変わらないであろうことを話し合いました。自分の強さを自覚したルーシーは、限界に気づく必要がありました。そしていちばん確かな限界は、彼女の両親から示されるものです。とくに彼女が親のニードを侵害するときに。

私がジュディとトムにまず決意してほしいことは、彼らが本気でルーシーを救いたいなら、睡眠問題を解決しなければならないという点でした。そうするには、ルーシーが夜間一人になることが彼女のためになることを、両親が理解する必要がありました。初めにこの点を確認しないと、ルーシーが親との関係をひっくり返すと感じたからでした。大人は夜刺激されると我を失いやすく緊張が高まります。だから両親は夜の子どもの扱い方を納得して一致させることと、子どもに安定して適用するための方策が重要です。

もしルーシーが一個の愛玩物――人形や特定の毛布やおもちゃ――を「自分のもの」にすることを昼間に学べれば、疲れたときや空腹のとき、退屈なときにそれに頼れます。親はときには彼女にすすめるべきかもしれません。

『あなたのおもちゃをとっていらっしゃい、そうしたら膝に上がってもいいわ』とか、『夕ご飯を作ってる間、座ってお友だちをあやしていられるわね、もう大きいんだもの』という必要があるかもしれません。

私がこう提案するとジュディは答えました。

『でも彼女はサークルベッドに、もう十か十二くらいおもちゃをもっているのですよ。それが役に立たないんです。』

私はジュディに、十や十二のおもちゃは一つの特別なおもちゃと同じではないと断言し、ルーシーは一つのおもちゃに愛着をもつ体験をまださせてもらっていないのではないかと話しました。ジュディはルーシーが自立することを、本当には期待していなかったのを認めました。

子どもが日中に愛玩物を母親がわりとしてはっきりもてるようにし、その後でジュディとトムは、ルーシーに夜も自立するようすすめました。

第一段階は、子ども部屋で一人で寝ることを納得させることです。子どもなりの就眠儀式が完成するまでは、親が眠るまでそばにいてやることもよいでしょう。彼女は自分の部屋で眠ることを納得すると、一人で眠れるようになりました。もし彼女が親の所にきたら必ず自分のベッドに返されます。自分の部屋にいるべきことを納得した後なので、愛玩物のもとに返ることができました。

彼女が目覚めると愛玩物をみつけさせ、親がそばにいるとしても、一人で眠るんだよと告げ、五分間、ついで十分間、十五分間と、少しずつ彼女を一人にしておく時間を延長しました。

最初、両親は彼女のもとに行かなければならないかもしれませんが、抱き上げたり一緒に遊んだり食事を与えたりして、彼女に応えてはいけません。両親の意向を知れば、彼女は一人で眠りにつくための「儀式」を身につけます。彼女の愛玩物は傍らにあって支えになります。こうしたことに成功すると、親子は共にとても報いられたと思うでしょう。それは困難な仕事ですが、親子の夜の自立と分離は、昼間に得られるもの以上となるでしょう。

診察室でのわれわれの作業の中心は、ジュディとトムが相互に助け合うのを確認し合うことでした。トムがルーシーを子ども部屋に連れて行って寝かせ、子どもが親を求めれば、最初はジュディが、つぎはトムが行くということに決められました。彼らがこのルールを作ると、ルーシーにはそれがわかったようです。彼女は人形のマウイを求め、マウイが彼女の変わらぬ友となりました。およそ二週間後、マウイは夜間の彼女の支えとして働きはじめました。

奇跡のように思えた、とトムは私に報告しました。ルーシーはマウイを親代りとして受入れ、親以上に安心したようにみえました。彼女は一人で眠り、夜目覚めてもベッドにいられるようになったのです。四日目から両親を呼ばなくなり、誰もが安らかに眠れるようになりました。それは奇跡ではなく、家族の緊張がとければ、睡眠問題は自然解消するはずのものだったのです。ルーシーは前より成長し親の期待以上に立派だと、トムはつけ加えています。

ルーシーの睡眠学習は、彼ら一家すべての成長過程となったのです。

## 家族ベッド

私は臨床の経験から、子どもが夜間目覚め親を求めることは、家族全部を混乱させる重要な問題だと思います。こうした家族に援助が必要なことも、事態の本質を理解する手助けができることもわかりました。わからなかったのは、幼児が一人で寝るべきだと思っている親が、どれくらい実際にいるのかという点です。

われわれ米国の社会では、幼児を一人で寝かせるのが習慣になっていますが、それは幼い子には合理的でなく必要ではないと思う親たちも多いのです。それに親たちは、盲目的に社会習慣に従って悩むよりも、子どもと一緒にいることが大事だと感じています。自分たちのベッドに子どもが入っても悩むことはないし、夜一緒にいることで家族であると実感できるといいます。

さらに彼らは、子どもは親と一緒に寝る習慣を自然に心理的外傷なしに卒業することを、すでにそうできてい る年長の子を引き合いに出して私に保証します。つまりこうした人々は夜の目覚めを睡眠の問題とみないで、親子の分離の問題とみて、子どもを手助けしようとしているのです。

私はこの観点から多くのことを学びました。まずこうした観点には合理的根拠があるようです。睡眠問題は子どもがストレスの多い時期を通過中であることを示すもので、そのときに子どもを見捨てるのは合理的でないということには、私も賛成です。われわれの社会は幼い子どもに過大な要求をしているかもしれないと思います。しかしまた私は、夜の親の要求が育児の究極の目標——自律と自信——の一部として理解されるべきだということも確信しています。これらの親が正面から向き合うなら、さまざまな問題の起こる理由を理解できるでしょう。

『レッドブック』誌に睡眠について書いたとき、私の提案に対して親たちから疑問が出されました。私の提案は、子どもに「愛玩物」を与えることで、夜の親子分離の打撃をやわらげられるというものです。

これに対して、「もし子どもを人間以外の事物に結びつけたり、依存させたり、それに価値をおくようプログラムを立てれば、そのパターンが成人まで続いて困ることになるのではないか」という反応がきました。

また親たちは、ほかの多くの社会では、子どもたちは親のベッドに容易に近づけると指摘しました。

イリノイ州ラ・ムワルのケンダル・クロイツアーがつぎのように書いたとき、多くの人が共感を表明しました。

『親が自分や子どもによいと思ってやるのでなく、まわりに盲目的に従うことで辛うじて自信を維持しているのは悲しいことです。いったい大人の自律や個性はどうなったのでしょう。』

おそらくわれわれの社会で睡眠問題を扱うさいの考え方は、再検討する時期にきています。どの子にも一人で寝ることを早くから強制すべきか。こうした慣習に従うことによって自律を促進しているのか。親の支えが必要な時期に分離を強いることで、むしろ別の愛玩物への依存や精神的不安を助長しているのではないか。早期分離のすすめが、親や赤ちゃんによい効果をあげていないと思う親が多いのです。われわれのやり方を再検討すべきでしょう。

しかしわれわれは潜在する問題も考察しなればいけません。もし親が夜に子どもと一緒にいると、日中も子どもと密着してしまうのではないか。私はそうは思いませんが、注意してみておく必要があります。昼間の子どもの自立行動が順調に進めば、この心配はありません。

赤ちゃんやよちよち歩きの子が親のベッドを共有すれば、後になって親からの分離がむずかしくなるでしょうか。精神分析の理論からは、そうなる恐れはあります。エディプス（親を異性として愛する）的感情が強くなると、子どもは両親の間に割って入るようになるかもしれません。

両親は子ども側のこの傾向を考慮にいれ、子どもと一緒にいることで親も心地よさを得ていることを自覚しておくべきだと思います。もし親子で寝るのをずっと続ければ、子どもが親の間に確固として存在するようになり、子どもは一人で寝かされた場合よりもっと親を困らせるかもしれません。だから親子が一緒にいることで親が居心地悪く感じ、いつも子どもが両親の間に割り込むなら、子どもの将来の発達にとって致命的です。

結局のところ私は、オープンに論理的に、かつ定期的にこの計画を話し合うよう両親にすすめます。子どもの発達のためには、父親と母親がよい関係を保つことが、子どもを操作すること以上に重大なのです。

さらに子どもが親と寝ることで緊張が起こっていないかみておくべきです。また子どもが夜間なぐさめを必要としなくなると、自立行動をとることもあります。米国以外の社会（インドやメキシコなど）の様子から想像すると、一般に子どもは三、四歳になると自然に一人で寝られるもののようです。このとき両親は励ます必要があるかもしれません。寝るときに少しおしゃべりしたり、淋しくないように愛玩物を仲間として与えることによって。

分離は徐々にすすめたほうが容易です。年長になっても、夜に両親と密着したがる子は心配です。その後の親子分離のプロセスは困難になるでしょう。

ここでは子どもの発達に影響を及ぼす睡眠について、二つの相反するやり方を見直してきました。子どもを寝かせるさいの親の困難が軽くなり、しつけを徐々に進めやすくなると思います。

夜の親子分離がうまくゆかず、一緒に寝ることで家族全体が安定するなら、それも一つの方法です。また一方で、親がいることが子どものためにならず家族が混乱するなら（一人の子が親のベッドを独占する場合、ほかの子がどう考えるかもありますがここではふれません）、考え直すべきです。

思考と行為の自立が、幼児期の重要目標であると私は考えます。はば広い自立の問題の一部として睡眠を考えましょう。子どもが一人で寝るか親を必要とするかよりも、夜間目覚めたときにどうやって眠りに戻れるかを、子ども自身が学ぶことが重要ではないでしょうか。

小児科医を三〇年やってきて、私は自立とは、親にとっての目にみえるやさしい目標というより、子どもにとっての刺激的で報いられる目標なのだと確信するようになりました。夜一人で眠ろうとすることは、子どもが肯定的な自己イメージを育てるのに役立ち、昼間の真の強さにつながります。

ここでつけ加えるべきことは、親には、夜のしつけ体制を作り上げるだけでなく、日中の情緒の支えとなる努力が重要だということです。さらに子どもが進歩していくとき、あなたは子どもを信頼し、愛情をこめた賞賛を与えてあげることができます。

# 指針

子どもの睡眠習慣を変えるときには、両親ともに、これが重要なことだと確信していなければなりません。時期的には日中のストレスが最小限のとき、つまり直立や歩行が確立しているときがよいのです。兄弟に圧迫されているとき、つぎの子どもを産もうと親が計画しているとき、新しく学校に通い始めるとき、トイレットトレーニング中などは避けるのが賢明です。

以下の提案は、この目標を達成しようとする家族に役立つでしょう。しかしそれぞれの家族と子どもの状況によって左右されることに留意してください。

(一) 一日の生活全体を再検討しましょう。子どもの昼寝が長すぎたり遅すぎたりしないか。昼寝時間を早くし(午後一時までに)、一―二時間以内で切り上げるようおすすめします。二時間を超えたら起こしなさい。午後三時以降の休息や昼寝は睡眠周期を妨げ、夜間の眠りが浅く断続的になります。

(二) 就寝時にリラックスした育児の手順を確立しましょう。子どもが大きければ、夜に一人で眠れるようにあなたが手助けをすることを説明しましょう。

(三) 子どもに起こされることがわかっているなら、その前に起きて子どものところに行きましょう。そして就寝時の手順を繰り返しましょう。話しかけ、抱っこし、もし手順の一部になっているなら哺乳瓶を与えましょう。

子どもに先手を打つことで、二つのことをしたことになります。子どもが事態を支配するのを防ぎ、もしその後また子どもが起きても、「大丈夫か、お腹がすいていないか、見落しはないか」との心配の種がなくなり、リラックスして対応できます。

(四) 特定の愛玩物、毛布、動物、もし必要なら哺乳瓶ももたせましょう。哺乳瓶はそのうちに愛玩物に変えられます。(ミルクの入った哺乳瓶をくわえて眠らせると虫歯になるので歯科医は反対しています)

愛玩物は親のかわりをします。夜子どもが親を求めるときに、それを子どもに示し手にもたせることができます。子どもは驚くほど容易に、愛玩物を代用品として受け入れるものです。「一つのお気に入り」があることが大事で、数が多いのは価値がありません。だからおもちゃはたくさん並べる必要はありません。

(五) 子どもを一人で寝かせるためのプログラムを実行しはじめたら、目覚めたときにはできるだけおだやかな刺激であやしましょう。ごく軽く叩いたりさすったりするとしても、抱き上げたりしてはいけません。子どもは抱かれたがるかもしれませんが、親の意図を理解するでしょう。子どものベッドのそばに立ち、子どもは眠れるし、そうしなくてはいけないと話しましょう。

子どもが立つことに熱中して横になろうとしなければ、手伝って横たわらせ、そういう動きができることを教えましょう。再び起き上がるようなら、そのままにしましょう。あなたの意図がわかっていれば、そのうちに横になることを学ぶでしょう。

あなたのかわりに愛玩物を与え、確実にベッド内に置きましょう。サークルベッドにリボンで結びつけておけば、子どもがそれを投げても拾いに戻る苦労をしなくてすみます。親のかわりであることがわかれば、子どもはそれを受け入れるでしょう。

(六) 時間を決めて子どものもとに足を運ぶ時期がすぎたら、子ども部屋の外から声をかけましょう。あなたがそこにいて見守っているといいましょう。あなたは室内に入らないで、愛玩物を思いださせましょう。親がそこにいなくても子どもは親の声をとてもよく聞きとります。

(七) 子どもに自分自身の力を最大限に発揮させましょう。子どものもとに行く前に少なくとも十五分待って、子ども自身に落ち着く機会を与えましょう。それから子どもに、以上述べた刺激しないやり方で接し、愛玩物を与えましょう。

# 第三部　身体と心の関係

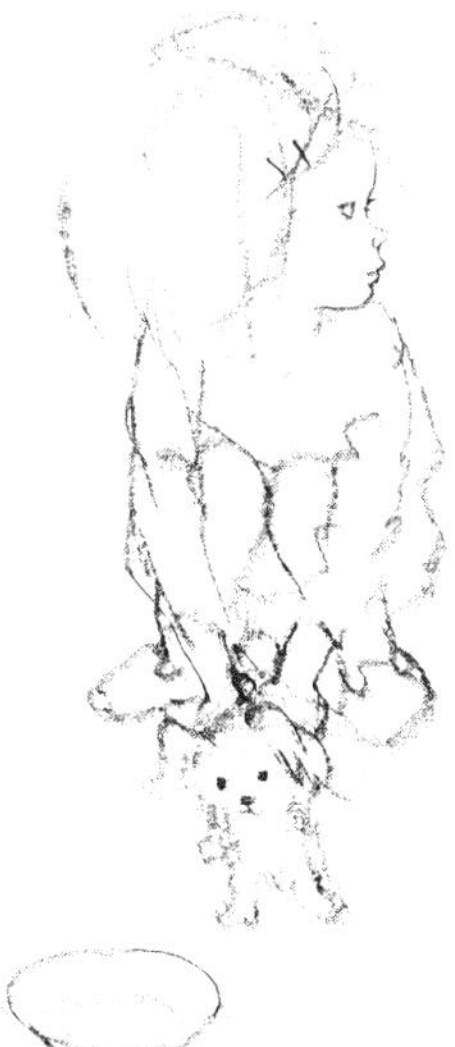

# 9章

# 頭痛と腹痛

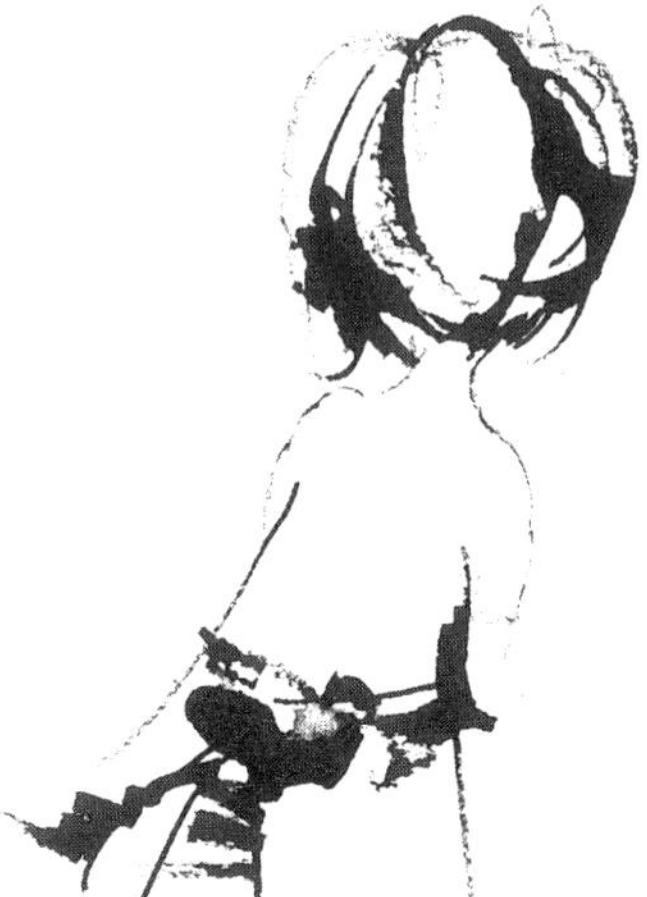

子どもは成長の過程で生じる緊張を、いろいろな形で表わします。正常な子どもも、緊張を身体の症状として表わすことが多いので、どの親もよく考えておく必要があります。この症状は緊張や欲求不満を表わし、大人の注意を求めている子ども流のサインです。

これはときには身体の症状となって現われますが、身体だけにとらわれず、そのもとになっているストレスに注意して、子どもと向かい合うことが大事です。症状は単に、成長過程の普通のストレスを表わしていることも多いものです。

子どもは誰でも「アキレス腱」——ストレス時に、正常・異常いずれのプレッシャーについても吐け口となる器官——をもっています。ある子は頭痛を起こし、ある子は腹痛を起こします。また風邪をこじらせやすいとか、クループ様の呼吸困難に発展しやすい子もいます。

親の役割は、子どもの様子をよく読みとり「聴きとって」、症状がストレスの表現であることに気づくことです。

ストレスの理由がわかれば子どもを助けることができます。わからなければ子どもの表現方法に応じて、なぜそうなるのか話し合いましょう。話し合うことで子どもは不安から解放され、自分で理解する機会をもてるでしょう。子どもは小さいうちから自分というものを知っています。またストレスに対処する自分のメカニズムに気づくと、幼い子どももうまくやっていけるものです。それは私も驚くほどです。子どもが自覚すれば、ちょっとした頭痛や腹痛が、繰り返し起こる心身症に進展することを防げます。

## 腹痛——ローラの場合

ローラは私の診察台でうめき、ふくらんだお腹をおさえていました。ブロンドの巻き毛のかわいい四歳児でした。自分の誕生パーティーを中断して私の診察室にこなくてはならなかったのです。一見して健康そうにみえ、腹部になにか危険な病気があるとは思われません。しかし母親の電話では病気を否定できず、きてもらったのでした。

ローラはここ数カ月のあいだに、何度も腹痛を起こしていました。痛みは胃のあたりで、いつも原因不明でした。変わった物は食べておらず、食事時間とは関係なかったし、特定の時刻に起こったわけでもありませんでした。痛みは一時間から二時間でおさまりましたが、だんだん激しくなって彼女と母親はそれを苦にしました。しかし入院させるほどではありませんでした。

最初に電話で相談を受けたとき、重症かどうかを判断するために私は質問しました。便秘していなかったか、これまでに急性腸内感染の病歴がないか、最後の便通は何時で、硬便だったか軟便だったか。

ローラの年齢の子は便秘しやすいものです。友だちと遊ぶのに夢中になり、トイレに行くのを嫌がることもあります。何日か忘れると、親の気づかないうちに慢性的な便秘になることがしばしばあります。ローラの年齢になると、親は子どものトイレの様子をほとんどみていません。

『もう彼女は大きいので、私がトイレに入るのをいやがるのです。』

彼女は何日も便秘していたのかもしれません。固い便のまわりに液状便がついているのを、便秘でないと見誤ったかもしれません。この場合は彼女は普通の軟便でした。私はスミス夫人にローラの便器をときどき注意してみるようにすすめ、母親もそうしようと思いました。

この年齢の子はしばしば腹痛を訴えます。病院に駆け込む前に腹部をさわってみましょう。重症かどうかを判断するには、つぎの三点をチェックする必要があります。

## 腹痛の重症度をチェックする三つのポイント

[一]　最近の便通をチェックします。わからなければ子どもに排便させてみます。安易に下剤を飲ませるのは、症状を悪化させる可能性もあります。便秘のために苦痛なら、便秘用坐薬を利用するとよいでしょう。虫垂炎やそのほか腸の閉塞がある場合には、浣腸しても便通はまずありません。便の経路がふさがっているからです。痛みの原因が確認できない場合には、坐薬や浣腸をしてみることも必要かもしれません。それで便通があれば閉塞性の重い病気は否定できます。

[二]　子どもの注意をほかにそらしながら、腹部全体を触診し、痛みの中心はどこか、最初やさしくついで強く押して探してみましょう。痛い部分に当たると、腹壁は

反射的に固くなって防衛します。痛みが虫垂炎などの炎症によるものなら、腹筋は固く板のようになります。炎症が腸の一部にあれば、腹部の離れたところを押しても刺激が伝わって痛みを訴えるでしょう。親は子どもの注意をそらして、やさしく辛抱強く腹部全体をさわりましょう。母親の膝に座らせ、テレビをみせたり絵本を読みながら、気をまぎらわすとよいでしょう。子どもがずっと腹部をさわらせまいとしたり泣いたりしたら、なにか重大な病気かもしれません。

[三] 風邪で喉のまわりのリンパ節が腫れると、腹痛を引き起こすことがあります。腹部だけでなく呼吸器にも注意しましょう。

ローラの最初の腹痛のときは、[三]のアスピリン服用で治ったので、診察する必要がありませんでした。同じことがつぎに起こったときも、電話で話し合い、[一]―[三]の処置で治りました。三回目にはしかし、これらが無効でローラが泣き続けたので、彼女は私の小児科クリニックに診察を受けにきました。私は直接小児病院に入院させることも考えました。しかし入院すれば、彼女はレントゲンそのほか多くの厳密な検索を受けることになるでしょう。ローラの年齢の子には入院の負担は大きいのです。腹痛の原因が重大な病気である確率は低く、私は小児科クリニックでたくさんの患者を診ますが、外科手術が必要な場合は年に一、二度しかありません。そこで直接入院を避けて、まず私の手で診察したのです。

痛みの位置を確かめるため、私は彼女を診察台に寝かせて腹部を触診しました。ローラはわかっているんだからというように私を見、ひどく痛むようでした。

『君をすぐに助けたいからこうしているんだよ』と説得すると、彼女はしくしく泣き出しました。

母親は不安そうにわれわれを見守っていました。

『彼女は確かに仮病ではないはずです。自分の誕生パーティーを切り上げてここにくるのを、とてもいやがったくらいです。何週間も誕生日を楽しみにしていたんです。それなのにローソクを吹き消すことも、ケーキを食べることもできないようになってしまって。』

母親がこういうと、ローラのうめき声はますます激しくなりました。私が近づいただけで彼女は尻ごみし、おなかをかばいました。痛がり、腹筋が固く緊張して、うまく触診できないほどでした。それが苦痛からくるものかどうか、判断できませんでした。

私は彼女を母親の膝に座らせ、ぬいぐるみのクマを抱っこさせました。そして彼女のお腹をさわらせて欲しいと頼んでみました。お腹の上に両足を曲げてもらい、手で触診しましたが、腹部には抵抗はありませんでした。

その間、私は彼女を傷つけないと約束し、腹痛は「治せる」つもりだといいました。私がどうするか、彼女は不安そうにみました。聴診器をあてるときにも励ましました。彼女の腹部全体に腸の動く音が聞こえました。このゴロゴロ音は、盲腸炎などの炎症や閉塞がある領域では少なくなるか消失します。

私は彼女の大事なクマちゃんを診察させてくれと頼みました。彼女はクマちゃんのお腹は痛くないと保証しました。クマちゃんのおがくずのつまったお腹を押すと、泣くような音がしました。われわれは笑い、私は別の場所を押しました。今度は泣きませんでした。われわれはもっと大声で笑いあいました。この間もう一方の手で、わたしは彼女の腹部を触診していました。彼女のほうはクマちゃんと遊ぶ私を見ながら、母の腕の中に抱かれてリラックスしていました。彼女が注意をほかに向けている間に腹部を十分触診して、異常のないことが確認できました。

私も母親も、彼女に重大な病気がないことを彼女に保証し、元気づけました。ほとんどすぐに彼女は診察室内で活発に遊び始め、数分前のみじめな子と同一人物とは思えないほどでした。

急性の尿路感染でも腹痛を起こすことが女児には多いので、尿検査をしましたが問題ありませんでした。この頃には彼女はもう痛みがないようでした。

彼女は仮病を使ったのでしょうか。心身症の予兆だったのでしょうか。

決してそうではありません。たいていの女の子が四、五歳の頃に腹痛を訴えます。男の子たちにはほとんどみられません。痛みを強く訴えることが多く、ローラのように診察を受ける必要も生じます。ひどくなると本人も親も不安に襲われます。こうした腹痛が慢性化する前に、不安を発散することが重要です。腹痛は軽い症状から始まりますが、両親の不安が子どもに伝わると急激に悪化します。腹痛は正常で健康な子によく起こるのですが、親はまず病気でないと確認し、子どもに大丈夫だと心から保証する必要があります。

子どもに軽い痛み――頭痛、腹痛、足の痛み――が起こると、まわりの人が症状を悪化させるものです。その結果、「ほんもの」の心身症を形成してしまいます。特別な病気でないこうした腹痛が、四、五歳の女児に多く、男児にまれなのは興味深いことですが、その理由はよくわかっていません。

## 弱いリンク

腹痛（およびそのほか多くの症状）は、緊張・疲労・入学時期が迫っているときによく起こります。

既に述べたように、どの子も弱い器官を一つもっているようで、疲れやストレスがたまり、病気に落ちこみそうになるときにはいつでも、この器官がそれを反映します。頭痛・嘔吐・眠りすぎ・腹痛といったぐあいです。

しばしばみられる乳糖不耐症について、同僚のロン・バール博士がボストン小児病院で興味深い発見をしました。この子どもたちは牛乳を飲むと腹痛を起こしますが、いつも起こるわけでなく、ほかの原因――ストレスや疲労――が引き金になっていたのです。したがって、これらの子はストレスのたまる時期には、牛乳を止めるのがよいかもしれません。

同じようなプロセスが、ほかの食物アレルギーや低血糖の場合にもあります。ウィークデイの朝に症状が起こり週末には起こらないときには、学校に関するストレスが血糖調節を困難にしている可能性があります。その場合には、彼らの身体症状は、かくれたストレスを反映しているのです。腹痛は、ストレスとその子の心理状態の組み合わせの結果です。いくつかの条件の組み合わせ――ストレス、興奮、ある器官がもろく影響されやすいこと――が、重なりあって症状を生み出します。このメカニズムを知っておくと、心身症は理解しやすくなります。

ローラの場合は、腹痛のたびに大丈夫だよと励ますこと（もちろん重大な病気がないことを確かめたうえで）で、不安が軽くなるでしょう。

スミス夫人には、ローラに理解できるように腹痛の原因（ローラが疲れるか興奮しているときに起こった）を説明し、ひどくなるはずがないと、はっきりいってきかせるよう助言しました。そして強い痛みの訴えも落ち着かせることができました。

どんなに小さな子どもでも、驚くほど自分の問題を理解し、うまくやっていくことができるものです。親は励まし注意を払い、子どもと一緒に理解することで、うまくやっていけるものです。

## 頭痛

子どもたちの頭痛も困りものです。しばしば周期的に起こります。頭痛を訴えるのは四歳未満の子ではまれです。この年齢以前には、たとえ頭が痛くても位置をはっきり訴えるのは困難です。

自分をコントロールできなくなって、頭痛として表現しやすい時間帯があります。朝食の前後や、昼間に辛いことのあった日の夜は、疲労に血糖低下の影響が加わりやすいものです。この時間帯に子どもはよく頭痛を感じます。頭痛を訴えられない小さな子も、ほんとうは感じているのかもしれません。

四、五歳までに、頭痛を体験することが多くなります。周囲の大人と同一化する時期なので、大人や年長の子をまねるのではないかという人もいます。この時期にはほかに、腹痛、便をがまんしてしまうこと、足の痛みもよくみられます。しかしこれらの頭痛は深刻なものに発展することはまれです。

幼児期に頭痛を訴え始める子どものなかには、年齢が高くなると片頭痛になる場合があります。片頭痛には遺伝的要素があるので、親の努力で完全に治せるというふうには考えないほうがいいのです。ほかの軽い頭痛については、引き金になる因子がしばしばあります。こうした引き金は、子どもによって影響の受けやすさが異なっています。

典型的な片頭痛は、吐き気や視野に閃光を感じるなどの前駆症状で始まります。片頭痛は周期的に起きがちで、最高二四時間くらい全身状態に影響し、疲労感や食欲不振をともないます。片頭痛がうまく治療されないと、子どもはそれを恐れるようになります。片頭痛が強く頻発する場合は検査を受け、効果が確認されている新しい薬をいくつか試みることをおすすめします。子どもによって効く薬が違うので、あきらめないで試みましょう。

もし急性の強い頭痛で二、三時間以上続き、市販の鎮痛剤で治らないときは、必ずすぐに小児科医の診察を受けましょう（↓本章の指針を参照）。

それほどひどくなくて、休息や軽い鎮痛剤や、親の注意程度で消える頭痛についてはどうでしょうか。

子どもの遊びや活動が妨げられるほどではない、軽い頭痛はよくあることで、退屈・孤独・疲労・親から叱責されることによって表面化しやすいのです。あわただしかった日の終わりなど、予測される時刻に発生します。服を着たり、登校の準備をしたり、昼食に呼ばれたり、ベッドに送り込まれたり――ほとんどが愉快でない要求をされたときです。そういうタイミングならば、心身症的であると理解できます。同情する親やベビーシッターに補強されて悪化し、定期的に再発することもあります。引き金となるプレッシャーが明らかで、同情して注意を払うと消滅する頭痛は、それほど心配することはありません。頭痛を起こしやすい発達段階をすぎると、幼児期の中頃には、頭痛が起こっても自然に治まるようになります。

しかし子どもによっては、親には理解しにくい重症の頭痛パターンになっていくかもしれません。こうした頭痛は、昼間の予測できる時間帯に発生し、子どもを無気力にするので、親は心配して原因をあれこれ考えます。子ども自身も、この原因のわかりにくい頭痛が悪化すれば、症状そのものを恐れ悩み始めるでしょう。

それが真の片頭痛でなく(痛みがそれほどひどくなく、片頭痛の遺伝がない)、さらに小児科医がほかの心配な疾患がないと診断した場合には、親自身が正しくアプローチすることで病状を緩和できるでしょう。このアプローチは、まず頭痛を起こす心身問題の因子を避けることです。

## 多様な引き金

前に述べたように、子どもは誰でも「アキレス腱」をもっています。ストレスや潜在的な病気は、まずこの器官に表われやすいのです。この器官はストレスに対する閾値が低く、子どもの周囲に対処するシステムの混乱が反映されます。子どもが成熟すればこの閾値は上昇しますが、ストレスへの対応が十分成熟しなければ、症状が

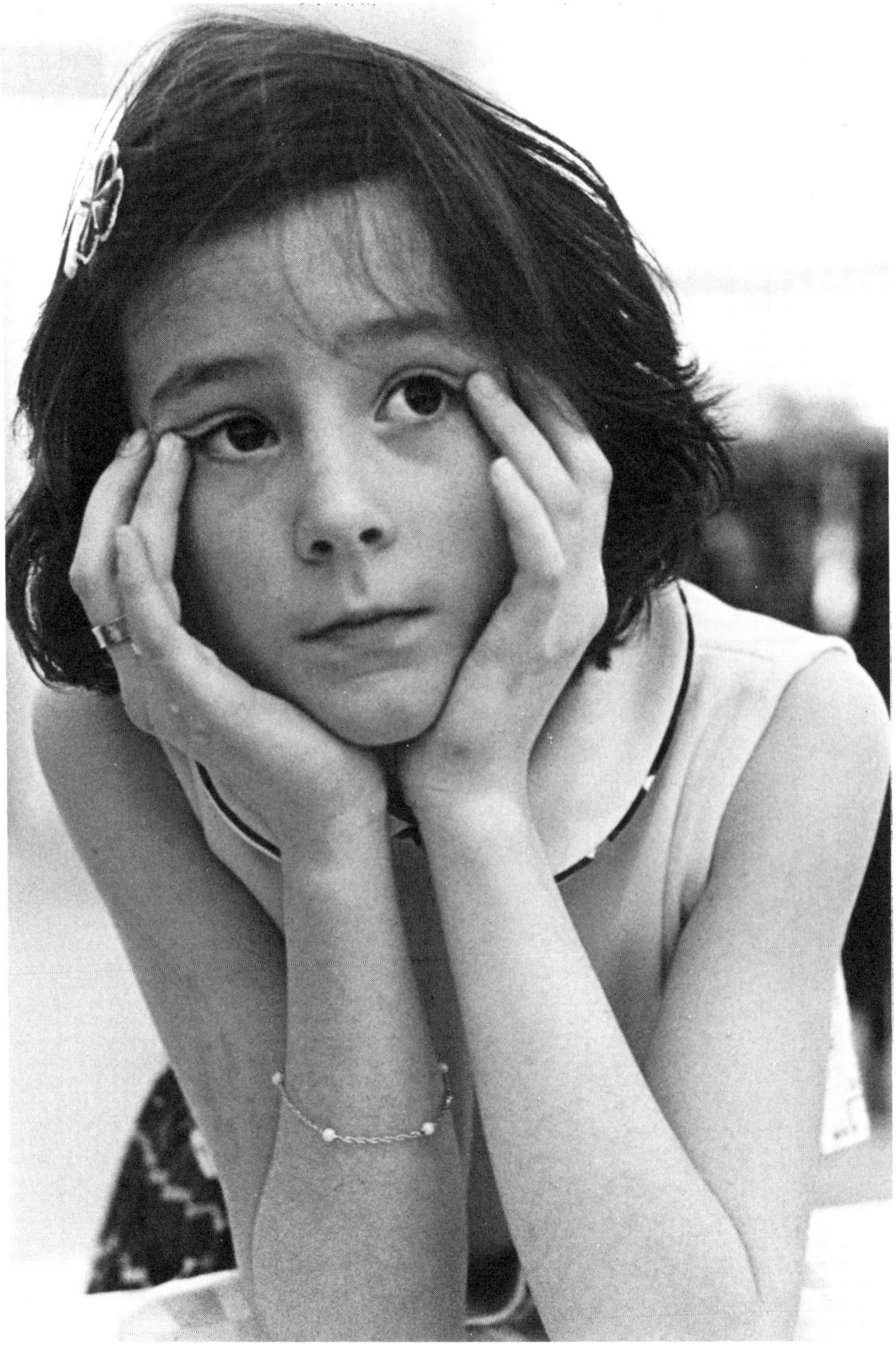

閾値を超えて出現します。

また一方、「アキレス腱」は、積極的で緊張の強い子どもの一種の解放メカニズムとして、無理にでもリラックスさせるのに役立つかもしれません。

ともあれ、こうした症状を誘発するプレッシャーやストレスを理解することが重要です。親たち自身の不安を減らし、子どもが自分を理解するのに役に立ちます。

ストレスが重なると症状は悪化します。一つのストレスだけなら大丈夫かもしれません。ときには最後の引き金は、些細な別のものになるかもしれません。大きな要因につけ加えられる、数多くの小さな要因を考えることが重要です。

先に述べたように、頭痛のタイミングは普通は予測できます。

朝食前後の子どもの体の代謝は、要求されること——起きること、服を着ること、登校準備をすること——のリズムにのれないことが多いものです。こうした「やらねばならないこと」は、注意と体の協調が必要なのに、起きてすぐには体にはまだエンジンがかかっていないのです。


子どもは血糖のコントロールがまだ未熟です。病的な場合（例えば、血糖検査で発見可能な低血糖症）以外にも、頭痛・過敏さ・神経質・ウォームアップに手間どるなどは、低血糖の症状の可能性があります。この場合は子どもにカロリーの高い食物を与えるとよくなります。頭痛も治まります。しかし注意しないと、与えた糖分に対応してインシュリンが分泌され、一—二時間後に再び血糖が下がります。

こうした血糖の低下にともなう頭痛は心身症的にみえます。仮病のレッテルを貼られ、自分でもそのように感じ始めます。頭痛は本物なのですが。

こうした子どもたちのためには、いくつかルールをつくりましょう。

コップ一杯のオレンジジュースか、すぐ吸収される糖分含有飲料をベッドサイドに置きます。朝ベッドから出る前に飲み、数分間静かに横たわるようにします。すると血糖は上昇し気分がよくなるでしょう。食事時間にはもう血糖は十分で、元気に朝食をとろうという気になるでしょう。いつもの蛋白質含有の朝食——ミルク、卵、シリアル——は昼食までの間、血糖を安定させるのに役立つでしょう。朝食が早い場合は午前中に軽食をとるのも、血糖水準の維持に役立つでしょう。こうして頭痛は避けられます。このルールが症状緩和に役立つのなら続けてみる価値があるし、血糖の問題が頭痛の要因であるといえます。

ストレス・疲労・起こり始めの病気などが脆弱な子どもに蓄積されると、頭痛の要因となります。これらをよく考えてみることは、後で子どもが自分を理解するのに役立ちます。年齢が上がり生活上の活動やストレスをもっとコントロールできるようになると、頭痛の隠れた原因を理解し自分について悩まなくなるでしょう。

不安は強力な引き金となります。再発すると子どもは、自分がわるいとか頭痛を当然と思うようになります。子どもが自分はわるい子ではなく、体が特にわるいわけでもないと納得できれば、そしてどの子も正常なストレスで一時的に体が不調になるものだと納得できれば、五、六歳児にとってさえそれは役に立つでしょう。

こうした説明がなされないと、子どもは落ち込み無力感を抱き、頭痛の発生を恐れるようになるでしょう。子どもの自己イメージすら、徐々に損なわれ、ゆがむかもしれません。

こうした事態が避けられ、頭痛を回避する自信と能力をもつようになると症状はなくなっていき、後の思春期に頭痛で悩むこともないでしょう。

頭痛を強く訴えたときに日記をつけると、その前後の事件やストレスが明らかにできます。

ストレスや疲労をまったくなくすことはできませんが、それが避けられないときは、そのほかの要因が重ならないように計画できます。

最後の手段としては、子どもに有効な鎮痛剤をみつけておき、子どもが自分で決めて飲むようにしむけましょう。片頭痛には特殊な薬があります。これには不安・顔面紅潮・緊張などの副作用が起こることもあるので、ほかの一般的な薬が無効のときに限って慎重に使うべきです。

薬は最後の手段であり、休息や食事など単純な方法をまず試みるべきです。それでも薬が必要な場合には、子どもが自分で決められるようしていくことが重要です。鎮静剤をいつ飲むか決定することは、子どもが自分をコントロールできる自信を補強するはずです。

なによりも大切なのは、頭痛の引き金になる要因を洞察することです。それによって頭痛が弱さや無能さの象徴ではないことを理解し、自分の身体を自分でコントロールできると感じるのです。

## 指針――重大な病気を見落さないために

(一) **腹痛**　まず子どもを鎮めるよう試みます。腹痛がだんだん強くなり鎮痛剤を飲んでも悪化するなら、医師に相談するべきです。腹部全体の筋肉が固くなっていたり、いくつかの部位を押したときに、本来の腹痛の部位から離れた特定の部分の痛みを訴えるなら、重大な病気の可能性があります。重大な消化管閉塞の症状は、だんだん局在化し、反復する強い痛みや、排便がないこと、強い吐き気、腹部が板のように固くなることです。こうした徴候が一つでもあれば医師の診察を受けなければなりません。

(二) **頭痛**　頭痛がひどく頻繁になる場合は、視力障害・目の位置が定まらない・嘔吐・吐き気・手足の麻痺など頭蓋内圧亢進の症状に注意しましょう。このときは医師の診察を受けなければなりません。頭痛が頻発するが重大な病気がない場合には、家族に片頭痛の人がいるか考えてみましょう。それが要因の一つかもしれません。片頭痛の特徴は、周期的に起こり、吐き気・倦怠感・眠気・視野に閃光を感じるなどの症状をともなうことです。この場合は専門医に相談しましょう。

# 10章

# クループ、痙攣など急病への対応

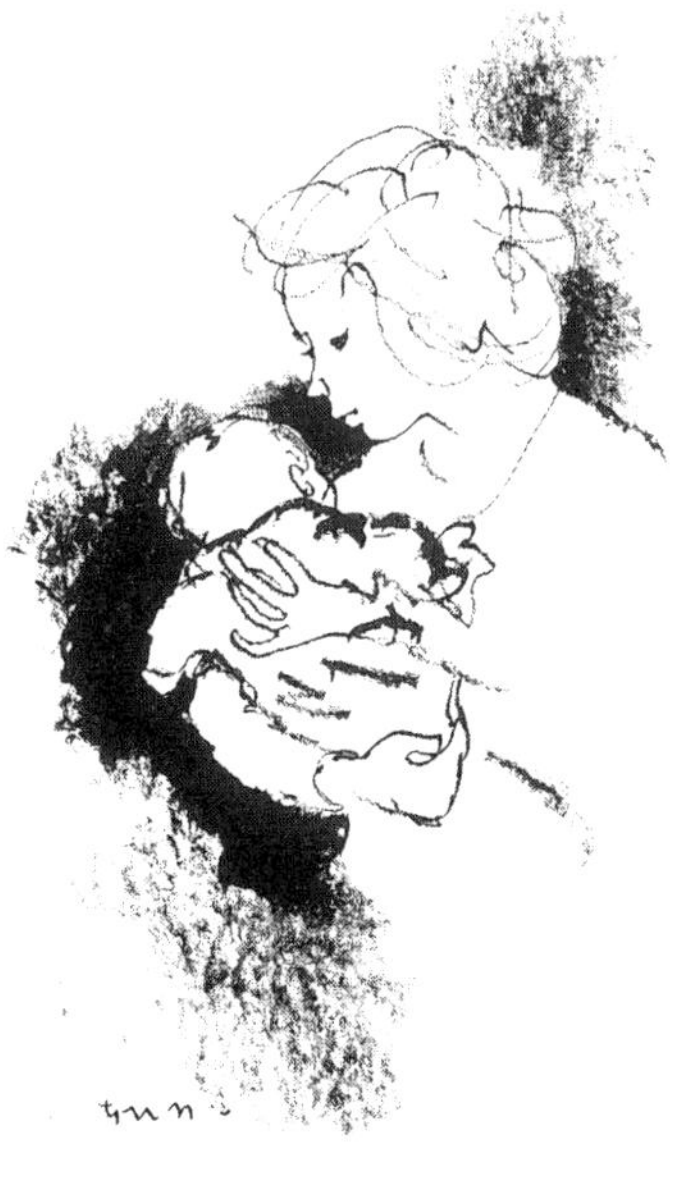

いくつかの救急状態では、親が落ち着いて対応できるかどうかが試されます。もちろん常に緊急事態に備えておくべきなのですが、実際に起こったときには、親はたいていびっくりしてしまい、落ち着いて振舞うのはむずかしいことです。

不安はアドレナリン分泌を引き起こし、事態に対する緊張状態を生み出します。また親は強い驚きを態度に表わし、それは当然子どもの不安を倍加します。しかし緊急事態においても、子どもを落ち着かせることはできます。

親を驚かせやすいのは、クループと発熱時の痙攣でしょう。また中毒症状にはどの親も備えておかねばなりません。

## クループ——上気道感染に合併し夜間突然起こる呼吸困難

クループはいつも親たちを驚かせます。この症状は不安によって悪化するので、親が冷静さを保つことは、子どもにとって本当に役立ちます。このときどうするべきか知っていれば、親は落ち着き、子どもも安心させられます。クループは、親が目の前の事態を理解し本当に注意を払えば、うまく対応できるものです。

### ジムの場合

電話が夜中にかかってきました。ケーン夫人のとり乱した声が聞こえてきました。

『先生、ジムが息ができないんです。死にそうです。助けてください！』

眠りからさまされて、私は自分のアドレナリンが上り始めるのを感じました。ケーン夫人は本来は堅実な女性で、私と協力してうまく育児の危機に対処してきました。今回のように夜中に電話をかけてくるのは、本当にせっぱつまっているのです。

私は緊急度を判断するために質問しました。この五歳児はすぐ救急車で入院させるほど重症か、それとも家庭で対応できるのかどうかという質問です。救急車や病院の救急室は最後の手段と私は考えています。あわてて救急車を呼べばジムや家族をひどく驚かせるでしょう。見知らぬ人に診察され、急いでさまざまな検査（救急患者には直ちに血液検査や、レントゲン検査が実施されます）

を受けることは、不安を生むので、可能ならば避けたいのです。

われわれは互いによく知っていて、子どもも私を信頼してくれていたので、私は可能ならば家庭でみたいと考えました。この場合は、家庭でみることができれば、余計な不安による症状悪化を防げるのです。

しかしまず最初に質問しました。

『なにか異物が詰まっていませんか。』

『呼吸困難はどこから起こっているんですか。』

ケーン夫人に確認できたのは、異物は詰まっていないこと、彼はおびえているが自制でき、ショック状態ではないことでした。ケーン夫人はひどく逆上していたので、二つめの質問にはうまく答えられませんでした。そこでジムを電話口に連れてきてもらいました。彼の呼吸を聞けば病気の部位を推定できます。

もしゼイゼイいっていて、それが息を吐くときに起こっているなら、喘息もしくは気管支炎と判断できます。これには特殊な薬物療法があります。呼吸困難がひどくなければ、救急として扱う必要はありません。

もし呼吸ごとにひっかかるような音が聞こえ、呼吸が速く浅く、熱があるなら、急性肺炎と診断できます。その場合には抗生物質をのめばよく、緊急入院は必要ないでしょう。

もし呼吸が粗くゴロゴロ鳴って、呼吸ごとにうるさいいびきのような音が混じっていたら、鼻か咽頭に気道閉塞を起こす原因があると推定します。これは上気道感染のためということもあります。これもまた救急疾患ではなく、入院させずに治療可能です。

しかし電話からは、ジムが息を吸うたびに、きしるようなヒュウ音が聞こえました。気道の閉塞は喉頭部か声帯か気管にあって、クループであると診断しました。この診断は、彼の肋骨と胸骨上部の部分が、息を吸うごとに深くへこむという母親の報告とも合っていました。

クループは、ほとんどいつも突発的に起こります。たいていは感冒にともなって起こります。しばしば天候が雨や雪に変わりそうな時期の夜中に襲います。緊急に問題になるのは、気道周辺の炎症と浮腫による急性気道閉塞です。子どもが目覚め呼吸困難になっているのに気づくと、パニックに陥るでしょう。パニックに陥いると気道の筋肉はいっそう痙攣し呼吸障害が増大します。親が目覚めて彼らもパニックに陥ると、子どもの不安も増幅します。私の最初の仕事は両親を落ち着かせることでした。

親が落ち着いたら正しい処置がとれるはずです。この場合は、お湯を十分に出したバスルームなど、たっぷり蒸気を立てた部屋に彼を連れて行くことでした。

ケーン夫人にそのような処置をとるよう教え、バスルームにロッキングチェアをもって行くように伝えました。その椅子でジムを抱いて揺らすと落ち着くし、室内の蒸気が彼の喉頭部の攣縮を静めるからです。そうするのが適切な処置であると彼女に保証しました。(ごくまれに、喉頭蓋炎のために、この方法で症状が改善されないことがあります。その場合には緊急入院が必要です)

両親は落ち着き、ジムを蒸気の立ったバスルームへ運びました。十五分ほどしてから私は電話をしてみました。

ジムの呼吸はよくなったと父親が報告しました。彼は母親の膝で眠りに落ちていました。わたしはこの方法を続けるよう伝え、あわせて、もしあれば棒つきキャンディをしゃぶらせるとよい――これは咽喉をやわらげるだろうと提案しました。キャンディは彼を元気づけ、病気がそれほど重くないと理解し、落ち着くのにも役立つでしょう。クループはいつも朝になると治り、夜ぶり返しますが、二日目、三日目の夜になると、多くの子どもは自分のクループの扱い方がわかり、悪化しなくなります。

## すぐに診察を受けるべき場合

もしジムがクループ症状のほかに、高熱や消耗など重症の徴候があれば、私はただちに往診するつもりでした。なぜならこうした症状は明らかな感染症を示し、抗生物質やもっと徹底した治療が必要だからです。しかし急性クループの九五パーセントは、ジムにとられたような治療(去痰剤がつけ加わる)ですぐ反応します。

先に述べた急性喉頭蓋炎は、クループのうちごくまれなタイプですが、この場合は至急大きい病院に行くべきです。喉頭と気管の境の蓋が腫脹して呼吸障害になっており、空気を入れるために気管にチューブを挿入する必要があるからです。しかしクループの多くはそこまで悪化しないので、蒸気と安静という最初に紹介した方法を、まず試みるべきです。

クループや喉頭蓋炎になった場合には、親たちのどちらか一方が常時子どもの傍につき添っているほうが安全です。もし子どもが蒸気だけでなく酸素テントにはいる必要があるなら、親も一緒にテントに入れないものかたずねてみましょう。テントに入ることは脅威的な体験なので、もし子どもが一人でその中に入れられると、驚きのために呼吸困難を不必要に増大させるかもしれないからです。もし親が子どもと一緒にいられれば、子どもはこの異常な状況にそれほどおびえないでいられるでしょう。

三〇分後にケーン家から二度目の電話がかかってきたとき、ジムはよくなっていました。彼は棒つきキャンディをくわえ、母親ともどもリラックスしていました。

翌朝、私がジムを診たときには、声は少ししわがれていましたが、診察室で遊びまわってみせました。元気よく診察台に座った彼を診察しました。彼が私に話しかけたとき、かすかにしわがれた声が残っていました。私が笑い、彼も笑いました。

私はいいました。

『ジム、君はゆうべ本当に怖かったんだね、違うかい。』

彼は真面目にこう答えました。

『でもキャンディでよくなったよ。』

そこで私も、真面目に彼をのぞきこんで、こういいました。

『君が今夜、また息苦しくて目が覚めても、そんなに怖がる必要はないと思うよ。マミーと私は、どうしたら君を助けられるのか、わかってるんだから。マミーはスチーマーを買って君のベッドの隣におくだろうし、キャンディをくれるよ。それで君は枕を高くして眠れるわけだ。それでオーケーだよ。』

彼は私の話すことすべてを、目を見開き真剣に小さな顔にしわをよせながら聞きました。その夜、彼がふたたび息苦しくなったとき、彼と母親は協力して私の指示に従いました。

結局この子の場合は入院しないで乗り切り、心の傷を残さないですみました。二度目の発作のとき彼と母親は、ほとんど怖がりさえせず、クループにどう対応したらよいか学んでいました。今後再発しても準備怠りないでしょう。

## 熱性痙攣
### ——てんかんでなく発熱にともなうひきつけ

痙攣にも備えておく必要があります。

熱性痙攣は普通は感染症の初期に、高熱（訳注：三八度C以上）にともなって起こります。ときには発熱の前に痙攣が起こります。まず具合いわるそうにみえ始め、幻覚をともなうかもしれず、意識もうろうとするでしょう。最後に身体全体が硬直して両手・両足を固くまっすぐ伸ばし、眼球は上転し、首は弓なりに反るでしょう。硬直期は短かく、せいぜい五—六分です。しかし見守る親には永遠に続くように思えます。

ついで、四肢や顔など全身を、リズミカルにがくがく動かす痙攣になるかもしれません。このとき舌を噛むことがありますが、それはごくまれです。

本当に危険なのは、痙攣がひどくて呼吸できない場合です。呼吸が多少苦しそうでも顔色が正常な場合は大丈夫です。しかし顔色が変わってきて、口の周辺が青みを帯びる（チアノーゼ）ようなら緊急事態です。酸欠による脳障害を防がねばなりません。

通常の熱性痙攣では後遺症はありません。症状が一見派手なので親を驚かせますが、深刻な救急の状態ではありません。

親たちはどうすべきでしょうか。まず子どもの気道を確保しましょう。もし口に食物などが入っていたなら、指で（かまれないよう注意して）とり出します。寝かせて頭をほかの身体部分と同じか低めにします。そうすれば頭部に血液が補給されます。

ついで子どもを冷静に扱わなければなりません。体温を下げます。低めの温度の浴槽にいれるのはしばしば有効です。アルコールや冷水のスポンジで体を拭くのは、冷やすのにはよいのですが、きらったりもがいて発作をひどくするかもしれません。まわりの人が過剰反応すると、かえって長びくかもしれません。もし深刻な状態（呼吸困難）でなければ、しばらく様子を観察すべきで、あわてて病院に運びこむのはゆきすぎです。

最初の発作は必ずといっていいほど親を恐れさせます。子どもは記憶しないので、混乱を起こさないかもしれません。しかしそれを目撃している親にとっては心理的外傷となります。

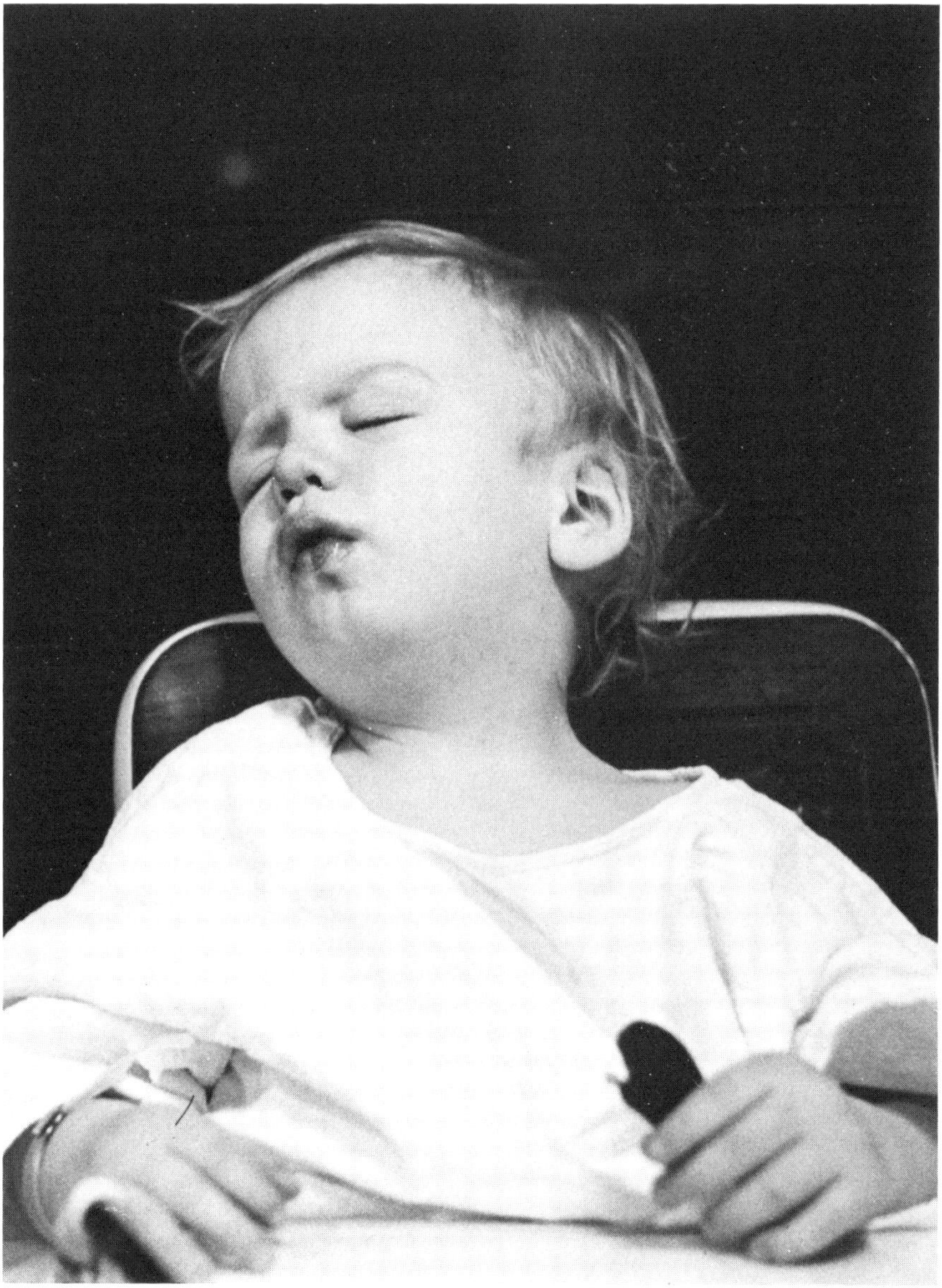

四歳以下の子どもの痙攣発作は、九五パーセント近くが高熱にともなうもので、てんかんではなく、子どもにとって無害です。高熱は脳の発作閾値を低下させるのです。われわれ大人にもこうした境界線がありますが、閾値が高く、それに達するには膨大な刺激が必要なので、発作は起こりません。

幼い子どもたちは脳が未熟なので、脳に異常がなく完全に年齢相応でも、高熱で発作を起こしやすくなるのです。高熱に脱水症状がつけ加われば、さらに発作が起こりやすくなります。

生まれて最初の高熱が、こうした痙攣発作の引き金になることが多いので、すでに高熱を体験していて発作がなかったなら、今後も発作を起こさないですむ可能性が高いといえます。

発作が落ち着いたら医師の診察を求めるべきです。医師はいくつかの事柄をチェックするでしょう。

私の場合は、まず子どもの首が硬直していないかみます。もしそうなら腰椎穿刺をして、髄膜炎などの治療すべき病気かどうか確かめます。

子どもの発熱の原因を調べ治療することも重要です。発熱が続いて痙攣発作が繰り返すことも考えられるからです。ともかく解熱剤(原注：アスピリンは子どもでは、ライ症候群を起こす可能性があるといわれ、医師はほかの解熱剤を使うようになっています)を服用します。痙攣を起こしにくくし反復発作を防ぐために、抗痙攣剤を出す医師もいます。

こうした子どもの長期的な治療方針は医師により多少異なっています。方針はその子の主治医に決めてもらうべきです。

正常発達をしていて、一回の単純な発作の場合は、再発防止の対策は必要ないでしょう。脳に送りこまれる酸素が低下しなければ、発作自体はダメージとはなりません。

二回目の発作が起これば私は、てんかんなどの疾患を検討するために脳波を検査します。

発作のない期間が長くなるにつれ、再発の恐れは少なくなります。年齢が高くなると発作は起こりにくくなるものです。熱性痙攣を一回だけ起こし以後はないという子どもは、四、五歳以降にはその危険はほぼなくなります。

## 中毒

中毒については、すべての親が心がまえをしておく必要があります。子どもが毒物を飲んだときには、迅速かつ適切に処置しなくてはなりません。家庭内のさまざまなものの毒性について、親は理解していないものです。幼い子の親は必ず、救急処置の手引き書を手元にもつようすすめます。

赤ちゃんが生後八カ月頃になったら、危険防止にとくに注意すべきです。這うことができるようになり、親の思いもよらないものを探しだします。床に落ちている小さなものを飲んで窒息したりしやすいので、親は喉につまったものをどうやって取り除くか知っておくべきです。

中毒の場合はまず吐かせることが大事です。必要とあれば催吐剤（イピカック）を飲ませましょう。（訳注：日本では催吐剤は一般的ではない）

そのあと、病院で確実な処置をしてもらいます。アドバイスを受けられる中毒センターか救急電話サービスがあれば、電話番号簿にそのナンバーを書きとめておきます。一刻を争うときに時間を浪費しないためです。（訳注：日本では、筑波中毒一一〇番　電話０２９８（５２）９９９９、大阪中毒一一〇番　電話０６（４５１）９９９９）

以上子どもの救急事態の要点を述べました。このほかにも救急の事態はいろいろあるので、子どもの健康百科のような指導書があると役立ちます。またいつでも相談できる医療機関の電話番号を、手元に用意しておきましょう。

## 指針

私が強調したいのは、こうした緊急事態に親は当然あわてふためき、そのため子どもも恐れることです。緊急事態を乗り切ったら、その恐れについて話し合うのが賢明です。

こうした話し合いで、親はつぎのようなことを行ないます。

㈠　親自身が恐れを感じ、それが子どもに伝わったであろうことを認める。
㈡　子どもの恐れを理解し共感する。
㈢　今後どう対処するか、オープンに話し合える雰囲気を作っておく。
㈣　今後起こるかもしれない緊急事態に備えて、子ども自身が「マニュアル」をつくる機会を与える。

こういうことは子どもに、将来に向けての自信をとり戻させます。また家族すべてにとって、不安なできごとを協力してのりきる体験となり、むしろ有意義なことです。

緊急事態のおさまった後で、そのことについて繰り返し子どもと話し合いましょう。話すたびに、子どもが自分を理解するよい機会となります。

# 11章

# 気管支喘息

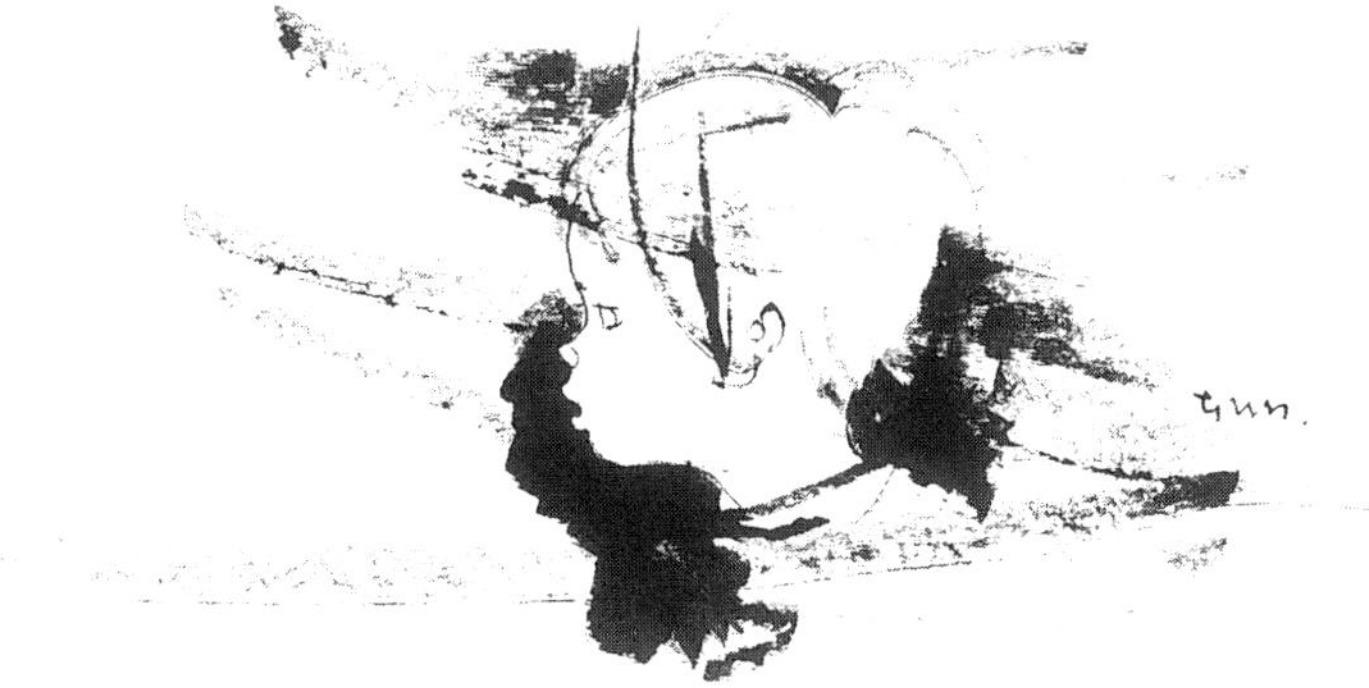

アレルギー疾患は、予防も治療も、早く始めるほど効果的です。

実地診療のなかで私は、湿疹・喘息・喘息様気管支炎を予防するのは、どういう因子なのか探し求めてきました。私は診療のなかでいつも、子どもに潜在的なアレルギー素質がないか確認するように努めています。親はとかく子どもをもろいように扱いがちです。隠れたアレルギーについてたずねることは、親が子どもにわるいイメージをもってしまったり、ひっこみ思案の子にしてしまう危険をはらんでいます。

しかしあえて私は行なっています。アレルギーの予防と早期治療は、病気—抑うつ—心身症の悪循環を予防し、子どもに自分は欠陥人間だと感じさせないのに役立つからです。アレルギーを早期に治療し、子ども自身を治療に参加させるのは、病気を自力で克服する自信をもたせます。

アレルギーのエピソードで経験される無力感・抑うつ感は、病気の最悪の側面であり、受身的な状態におかれることに一種の「期待感」さえもたせるかもしれません。こうならないようにするには、どうすればよいでしょうか。

## 恐怖とパニックを避けること—ジェフの場合

六歳のジェフは喘息の発作が起こり、ひどく苦しんでいました。発作のために、二週間の間に二度私のクリニックにきていました。気分が落ち込んでいるようで、おびえていました。彼の母親はパニックに陥っていました。

息を吸い込もうとすると、肋骨だけがつきだし胸骨の上部はへこんで、うまく空気が吸い込めませんでした。攣縮している気管に逆らって空気を吐くと、ゼイゼイいう音が部屋に響きました。彼の小さな顔は生気がなく緊張して、許しを乞うように眼を見開いて私を見つめました。

肩で息をし、あえぎながらいいました。

『なんとかして。』

私はちょっと痛いがじきによくなると説明しながら、アドレナリン注射の準備をしました。「お願いします」というように彼はうなづきました。注射器をもつと彼は目に見えて尻込みしました。彼を私の診察台に寝かせました。アドレナリンを注射すると、脈拍が早くなってめまいを起こす場合があるからです。

彼はひどくおびえた様子で顔をそむけながら、私の指示にしたがいました。十分たつと顔に赤味が戻りました。眼の緊張は消え呼吸も楽になりました。十五分後には私に微笑みました。

『どうかね』と私はたずねてみました。

『だいぶんよくなったよ』と彼は、まだ少しあえぎながら答えました。

『ごらんジェフ、君が喘息の発作を起こしても、こうやって助けてあげられるんだよ。わかっただろう?』

感謝するように彼はうなづいてみせました。

『でもこんなにひどくなる前に、発作を押さえる方法がわかっているんだよ。なんといっても息ができなくなるなんて、怖いことだものね』と、私ははっきりした口調でいいました。

『ブラゼルトン先生がこの前教えてくれたことを覚えているよ。でもそうしなかったんだ。もう起こらないと思って。風邪をひいたときにはいけないといわれたのに、ぼくは猫といっしょに寝てしまったの。』

この病気の子どもだけでなく周囲の大人も必ず、罪悪感と、それが再び起こらないだろうという希望的観測をあわせもつものです。理解しにくい二つの感情です。彼らはまた第三の感情――パニックに襲われます。つまり子どもが恐ろしい呼吸困難から、逃れられないというパニックです。

呼吸しようとしてエネルギーを使い果たすときに襲う無力感は、圧倒的な恐怖をもたらします。事実子どもはこうしたゼイゼイ発作を一、二回経験すると、「つぎがいつくるか」恐れながら生活するようになりがちです。私のところにくるまで十二時間というもの、ジェフはゼイゼイを繰り返していたのでした。

私が彼について両親と話し始めると、ジェフはその小さいが頑丈な身体を起こして診察台から床におり、ややヒステリックに遊び始めました。騒がしくおもちゃをあたりに投げ散らしました。彼を知らない人には、異常に活発にみえたに違いありません。

しかし彼はそれによって、それまでの不安を解消していたのでした。われわれが話し合っている間、彼は注意深く聞いていました。わずか六歳なのに、この子はわれわれと同じくらいに、自分に関心を向けていたのです。

## 予防の重要性

三〇年間の臨床経験のなかで私は、アレルギーができあがってから治療するだけではなく、むしろアレルギー予防に向けて攻撃的なプログラムを作りました。

その結果は私がケアをした多くの喘息児のなかで、頻繁に入院する重症に進展したのは一名だけでした。ほかの子は家庭でコントロールできています。

湿疹については、私は重症例の経験がありませんが、早期から治療できれば、症状をコントロールすることは可能だと考えています。

子どもが将来健康にすごすためには、子どもを怖がらせる症状を起こさせないことが重要です。現在はさまざまな有効な治療法があり、病気の発端から計画的に実施されます。われわれが有効な治療法を示さなければ、子どもは不安—恐怖—無力感の悪循環に陥るでしょう。

この病気の心身症的側面が重要で、子どもたちはすぐに、ジェフのように無力感・罪責感を感じ始めます。この結果、自信をなくし、それはアレルギー疾患の最大の障害であると思われます。喘息のような病気は、不安を基盤として出現し、人をおびやかすエピソードを起こして「心身症的」になりがちです。

喘息や湿疹は、子どもや家族の心理状態のまずさが第一原因ではありません。アレルギーには遺伝的傾向があり、また同時に、環境のアレルゲン（アレルギー反応を起こす原因物質）に促進されるものです。

しかし、この種の病気の症状は当然、患者をおびやかします。喘息の子は無意識のうちに、この症状をさまざまな目的に利用しがちです。例えば、反抗・疲れ・挑発・単に注意を引きたいときなどに。親が子どもの不安をコントロールできなければ、親自身の不安が増し、巻き込まれてしまいます。親の罪悪感・怒り・不安は、家族全体や子どもとの間の緊張を高めるでしょう。

こうして喘息は、子どもと家族の心身症の標的になりやすいのです。

これを放置しておくことはありません。予防が最良の治療ですが、早期治療もたいへん効果的です。

ジェフの場合には、われわれは乳児期から予防を始めました。父母両方の側にアレルギーのあるのがわかっていたからです。知られているようにアレルギーには遺伝的要素があります。遺伝素質があるときに、特定のアレルゲンが引き金となると、この病気が現われます。

ジェフの父親は、乳児期に牛乳アレルギーのひどい湿疹でした。ジェフの母親の兄弟は小児喘息でした。それがわかったとき、ジェフはまだ小さい赤ちゃんでしたが、アレルギーにしないための方法について話し合いました。それにはとくに幼いうちに、アレルギーの誘発因子をできるだけ避けることです。アレルギーは、子どもが成長するにつれて誘発されにくくなるものです。治療が早期からうまくいくと、最終結果はよくなるでしょう。

赤ちゃんの牛乳など食物に対するアレルギーは、摂取したときにすぐには反応が現われず、身体のアレルギー過程が確立した頃に遅れて現われることが多いのです。湿疹、胃腸症状（嘔吐・下痢・仙痛など）や、呼吸困難（慢性の鼻づまりなど）は、牛乳を飲み始めてから数週間ないし数カ月たってから現われるかもしれません。九カ月までの子どもの小麦や卵アレルギーは、摂取しはじめて一週間か十日たってから、症状として現われることが多いものです。その間にアレルギー過程が成立するのです。

こういう事態を避けるために、家族にアレルギーがある場合には、赤ちゃんが九カ月すぎてアレルギー過程が成立する時期まで、すなわち摂取後すぐにアレルギー症状が出るほど十分成長するまで、アレルゲンになりやすい食物は避けましょう。

ジェフの母親のスコット夫人には、できるだけ長く母乳を与えるようにすすめました。生後数カ月間は母乳の補充に、普通のミルクでなく大豆乳を使うよう教えました。こうして彼の父親が敏感だった牛乳を避けました。離乳食の一部はアレルギーを誘発する恐れがあるので、離乳開始を五カ月まで待つようすすめました。そして新しい食べ物を試すたびに、少なくとも一週間の間隔をおいて、一回に一種類ずつ彼に与えました。もし新しい食べ物で発疹や変わったことがあれば、即座に中止しました。彼らは牛乳を決して与えず、ベビーフードのラベルを注意深く読んで、牛乳のはいっているものすべてを除きました。こうしたものはみな、彼のアレルギーの引き金となる可能性があったからです。小麦は七カ月まで待って与え、卵の黄身は九カ月まで待ちました。卵の黄身でその日の内に発疹が現われ、両親は一歳すぎまで卵や卵を含んだものを避けました。そのおかげで、ジェフはひどい発疹や湿疹を経験せずに乳児期をすごしました。

スコット夫人は十一カ月間母乳を与え、これが牛乳アレルギーの最もよい予防になっていると思われました。一歳の誕生日の頃からジェフは牛乳を飲み、乳製品を食べられるようになりました。彼が牛乳に対して本来アレルギーをもっていたかどうかを確かめることはできませんが、乳児期にそれを避けたことはやはり妥当でしょう。こうした食品を避けるのは一家にとって容易ではありませんでした。また食物アレルギーを強調したことは、彼らにジェフを脆弱な子どもと意識させることになったでしょう。しかしまずは、湿疹や食物アレルギーの予防に重点を置くべきだと思います。

ここで述べたやり方は、アレルギーの家族背景をもつ人すべてに、私がすすめているものです。

ジェフは活発な子に成長しました。一歳になると自分で食べるようになり、ほかの健康児と同様に、食卓のあらゆる食物を食べてみたがりました。このときには彼は、アレルゲンとわかった少数の食物――卵・チョコレート・トマト・魚以外は大丈夫でした。スコット家では、ジェフのいる場では、こうした食物を食べないようにしました。

## 喘息と風邪

成長するにつれジェフはますます活発になりました。筋力がつき、さまざまな困難に挑戦し克服するのを喜びました。いつでも活発な子供集団の中心でした。家庭では王様で少し甘やかされていましたが、魅力的で思いやりがあり、クラスの誰にも好かれました。

ジェフは最初の三年間は病気らしい病気をしませんでした。二度風邪をひきましたが、鼻をぐずぐずさせるのが長びいただけでした。一度だけ中耳炎を併発し抗生物質治療が必要でした。こうして最初の二、三年は、とくに呼吸器疾患にかかりやすいようにはみえませんでした。

多くのアレルギー児は感染症の子と接触するたびに感染し長びいて、しょっちゅうなにかの病気をしていると

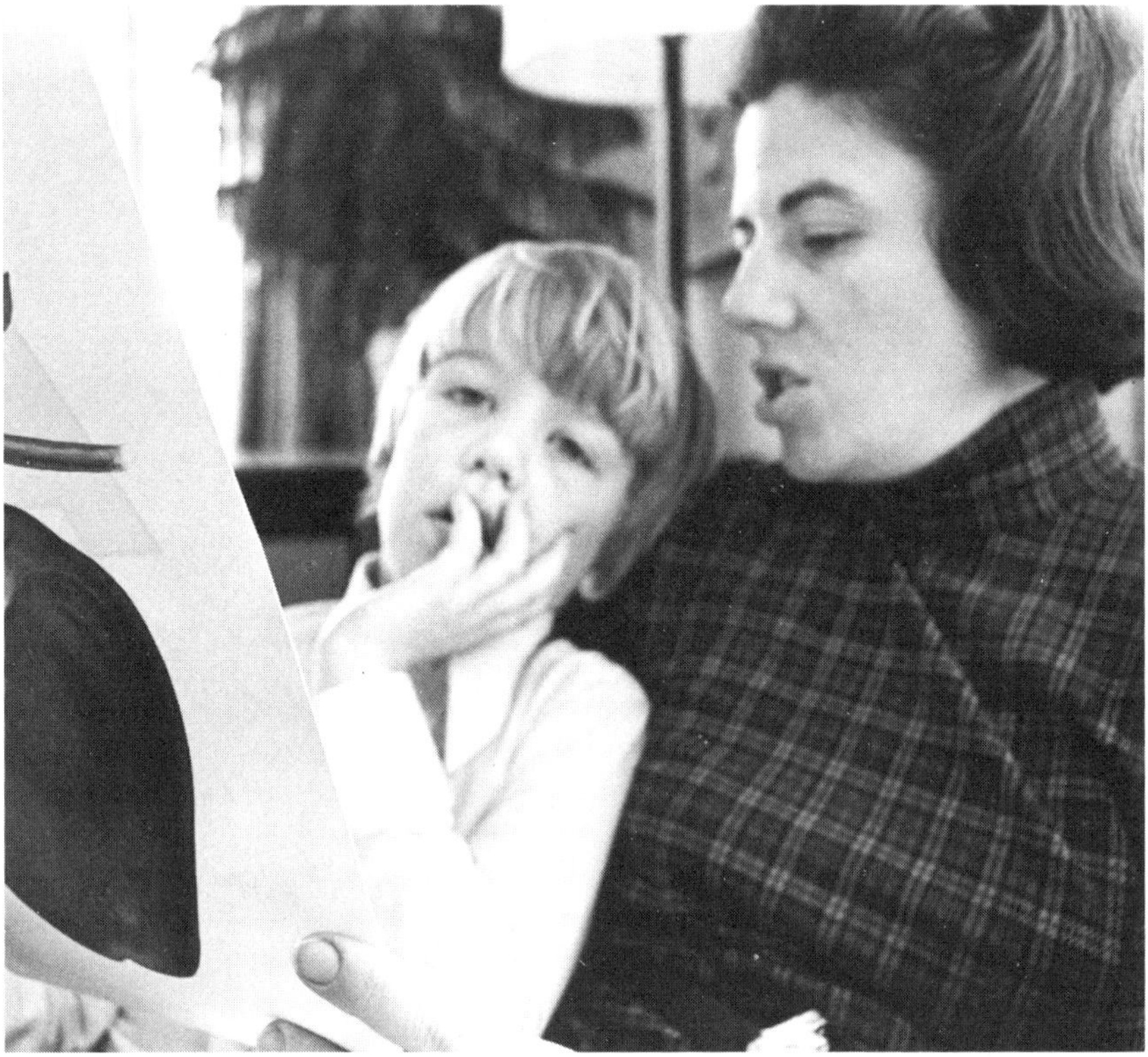

いうことになりがちです。その結果、こうした子どもたちは慢性的に鼻水をたらし、アデノイドが腫れ、中耳炎や副鼻腔炎をひき起こしがちです。そのためにいびきをかくこともあります。(いびきをかく子の多くは、アレルギーであるとの研究があります)

ジェフが三歳半になったとき妹が生まれました。表面的には彼は赤ちゃんの誕生を喜び、かなり注意を払って接しているようにみえました。

妹が生まれて間もなく、ジェフははっきりしない風邪をひき咳こみました。妹の出生とは偶然の一致のようでした。しかし六週間も鼻水は続き、抗ヒスタミン剤でいくらかよくなりましたが、この感染が治るのに長い期間かかりました。

数カ月後の彼の四回目の誕生日のとき、および翌年さらに二回にわたって、ジェフは上気道感染が長く続きました。

こののち私は両親に、彼の部屋からアレルゲンを除くようすすめました。羽毛の枕や、ぬいぐるみのベッドへの持込みを止め、馬の毛のマットレスはビニールで覆うよう話し合いました。家族歴からみて、彼のゼイゼイは感染でアレルギーが誘発されたためと思われ、今後も続く可能性が高いと私は説明しました。両親は、これまでトラブルもなく生活してきたのだから、私の取り除きたがっている物にアレルギーの要素はないはずだと主張しました。

そこで私は、喘息や湿疹や慢性的な鼻水といったものは、アレルギーにかかわる因子が積木を積むように蓄積されて、症状になることを説明しました。小さな積木も、長年積み重ねられて症状になることがあるのです。子どもは長年馬の毛と羽毛（ともにアレルゲン）で寝ても大丈夫でした。しかしこれをさらに長く続けたり、大きなほかの因子（呼吸器感染や特定のアレルゲン——猫の毛など）がつけ加わると、急激に発症するのです。ジェフの場合には呼吸器感染が引き金のようでした。

両親は私の話に納得できないようでした。当時ジェフの症状はそれほどひどくなく、抗ヒスタミン剤で楽になっていたので、私もそれ以上主張しませんでした。もっとも今振り返ってみても、早く処置すればジェフのトラブルが避けられたかどうかはわかりません。

彼が夜間いびきをかくようになったので、私は両親に前より強く勧告しました。いびきはアデノイドの腫れる症状でした。長びくアレルギー反応が、悪い影響を与えていると思われました。以前よりも蒼ざめ血の気を失い、元気がありませんでした。私はジェフが自分を病弱と思いこみはじめるのを恐れました。

今度は両親も、彼の部屋とベッドのアレルゲンを除こうとしました。彼は二四時間の半分をそこですごすのです。合成枕にかえマットレスをビニールで覆い、ぬいぐるみを取り除くのはできそうでした。じゅうたんを片づけ、週に二度オイルモップで床のほこりをはらい、細かい多層フィルター付きの暖房にするようすすめました。これらの一つ一つが劇的に効かなくても、彼が築きあげたアレルギーの積木をいくらかでも取り除くに違いない、と私は説明しました。

このとき私は、妹が生まれて以来、その代償として彼がベッドで猫と一緒に寝ているのを知りました。彼から猫をとりあげられるかどうか、親も私も頭を抱えました。しかし私は、猫が症状の大きな要因に違いないと警告しました。猫をはじめ毛のある動物のアレルギー誘発性が高いのは、その毛も問題ですし、毛の間にほこりやかびがたまるからです。そのために多くの子どもたちは、毛のある動物によるアレルギー症状を起こします。

両親ともジェフと猫を切り離すのに反対したので、それ以外の単なる一斉掃除だけでも、有効かどうかやってみようとすすめました。ほこりのほとんどない環境を維持するのは大変ですが、少なくとも呼吸器疾患の防止に役立つからです。今日の都会の汚染した空気にも気道刺激物質は含まれていますが、それらはすぐには排除不能です。

この一斉掃除でジェフの症状はよくなり、われわれは安心しました。猫は排除されないですみました。いびきは抗ヒスタミン剤でほとんどなくなり、夜間の咳こみもなくなりました。春にはまったくクリニックにこなくともよくなり、われわれは、彼の病気を解決できたのではないかと楽観しました。

十月のはじめに、彼はひどい風邪をひいて私の診察室に現われました。このときは息をするたびにゼイゼイしました。努力しないと呼吸ができませんでした。

『走れないの』と彼はいいました。彼にとって致命的なハンディキャップであるかのように。

このゼイゼイは、呼吸器感染にともなった軽症の喘息だと思われました。私は二重に治療しました。ゼイゼイを止める気管支拡張剤と、感染に対する抗生物質です。

一般的には私はできるだけ抗生物質を使用しません。子どもたちになるべく自力で感染に対する免疫を作らせたいためです。抗生物質はこの自然なプロセスを妨げます。しかしアレルギーの子どもの場合には、感染はアレルギーと相互作用を起こし、症状が悪化します。

感染とアレルギーは同時に治療しなければなりません。感染は喘息発作の引き金となりやすく、アレルギーの子は外部からの補助なしに克服するのが、たいへんむずかしいのです。

この来診時にはジェフと母親をまじえて、家庭でもっと徹底した対策をとるようすすめました。風邪をひくたびにアレルギー反応が強くなるこのパターンは、彼の喘息には上気道感染が引き金になっていることを示していました。

今度は私は、猫を排除しアレルゲンのない夜具と愛玩物にかえるよう強くすすめ、彼に自己決定を促しました。積木の塔とさらに積み重なる大きな積木のたとえを、私は長々と繰り返しました。胸部でアレルギー反応が頻発し、慢性化しつつある危険について警告しました。彼らが私の提案を聞いてくれ、同意してくれるよう願いました。

彼をアレルギー専門医に紹介しなかったのは、アレルギー専門医が私と同じ提案をするのを知っているからです。もし家族が私の意見に従ってくれなければ、彼らに納得してもらうために、私はアレルギー専門医を利用したでしょう。これはアレルギーについて真剣に考える機会になります。

## 喘息児を予防と治療のプログラムに参加させる

最初私は、両親が本気になって取り組んでいるものと思っていましたが、質問してみると、私の以前の提案を真面目に実行していないことがわかりました。私が説明のときジェフにもわかるように話したのは、われわれがなにをしているのか、なぜしているのかを彼が理解することこそ重要だと思ったからです。

話し終わったときジェフは、風邪のとき早めに薬を処方してもらえば、ゼイゼイを止められたかもしれないことに気づきました。私は彼に、自分でコントロールできるはずだと理解して欲しいと思ったのです。今後も症状が起こるなら、自分で私に電話するようにすすめました。彼は私を真剣に見つめ話を聞きました。私は彼が納得したのを確信しました。

薬物がこの発作には有効でした。その量が減っていくにつれ、以前よりよくなっているとジェフは電話で私に報告しました。電話で彼に呼吸させてみました。ゼイゼイは聞こえないと彼に告げました。

『僕治ったんですね』と、彼は陽気にいいました。

『ぼくたちはベッドを全部とりかえて、ぼくの部屋をきれいにしたんだよ、ブラゼルトン先生。』

彼の意気揚々とした声が伝わってきました。自分で病気の克服法がわかったと感じているようでした。

以来彼は何回か風邪をひきました。軽いゼイゼイがその都度二—三日続きました。そのたびに親から電話がかかり投薬方法を相談しました。気になるときには私の方から電話をかけ直して十分話し合いました。これで親の不安をかなり軽くできたと思います。それからジェフと私の話を、親子の間で繰り返してくれるよう頼みました。

この病気の心理面での最良の武器は、予防のプログラムに子どもを参加させることです。これによって子どもは自分の病気を理解し、コントロールし始めます。もし症状が比較的重い場合は、治療のプログラムにも参加することです。子どもは治ると、大人はどうやって子どもを助けるかちゃんと知っていると信頼するはずです。

ジェフが自分の病気について学ぶのに遅すぎることはないだろうし、恐怖や罪悪感や無力感が事態を悪化させることもないでしょう。ジェフや両親と私は、彼のアレルギーに立ち向い、征服できると確信するようになるでしょう。

思春期に近づく子どものアレルギーは、可能な限りうまくコントロールすることが、いっそう重要です。アレルギー疾患が慢性化し治りにくくなっている子どもは、思春期に悪化しやすいのを、私は実地診療で知っています。思春期前に治りにくい傾向の子どもの多くは、成熟するにしたがって治療に反応しにくくなります。だから思春期前に、できるだけくい止めることが大事です。

こうした家庭での対策が有効でない場合には、アレルギー専門医の綿密な検査が必要です。アレルゲンの皮膚反応検査や特定のアレルゲンの減感作療法は、子どもによって有効な場合とそうでない場合があります。アミノフィリン類の薬剤の予防的服薬は子どもによっては有効です。吸入療法は発作のさいには確かに有効ですし、免疫学的治療も新しく試みられています。臨床医学のなかでもアレルギーの分野は進歩しており実際の役に立つので、そこに救いを求めることを、親としての失敗のしるしと感じる必要はありません。

家族や小児科主治医、とくに子ども本人が、アレルギー専門医の勧告に応じるようすすめます。自分自身が治療に加わっているという自覚が、病気に立ち向かうときに重要です。そういう自覚をもたせる努力が大切です。

## 指針

(一) すでにアレルギーの家族がいるなら、最初からアレルゲンになりそうな食物を避けましょう。例えば、親が子ども時代に牛乳アレルギーだったら、六カ月までは乳製品を使用してはいけません。母乳がもっとも安全です。通常は大豆乳でも代用できます。六カ月して乳製品を与えてみて、アレルギーが起こるときは、また当分の間中止します。

(二) 離乳食は五カ月すぎてから始めましょう。新しい食物はそれぞれ別々に（少なくとも一週間の間隔をあけて）与えなければなりません。そうすれば、どの食物に赤ちゃんが過敏かを、赤ちゃんの反応（嘔吐、下痢、皮膚発疹など）で確かめながらすすめることができます。

(三) アレルゲンになりやすいもの（ほこり、かび、花粉、動物の毛、毛皮、ぬいぐるみにつめられたカポックや羽毛、羽毛の枕、ウールの毛布、羽根布団など）は、ベビーベッドから除かねばなりません。こうした物は、アレルギー反応を起こしやすくします。

(四) 幼い子の呼吸器感染で一週間以上続いたりゼイゼイする場合は、アレルギーが加わっているかもしれないと考える必要があります。そのつど早めに治療を受けるのが賢明です。

(五) 喘息のゼイゼイは、きちんと治療しなければなりません。薬物治療と環境のアレルゲン一掃など。感染にたいする抗生物質もときには必要ですが、抗アレルギー性の薬物治療を確実に受けるべきです。こうした薬物使用は子どもに説明するべきで、そうすれば症状がよくなった後、薬物の効果を子どもは理解できます。発病時に「どう対応すればいいかわかっている」ことは、パニックを起こさないという自信をつけ、パニックでゼイゼイが悪化するのを防ぐでしょう。

(六) 喘息発作が家庭での薬物療法で治まらないときには、発作があまり長びかないうちに、病院でアドレナリンやアミノフィリンで治療することが重要です。早期に治療を始めるならば、ゼイゼイとパニックの悪循環を絶ち切るのが容易だからです。治したを周囲の人間が知っていると子どもが納得するのは、子どもにとって大きな励ましになります。

(七) なにが起こっているのか、どうすれば克服できるかを説明して、子どもを治療に参加させることが、子どもに自信をつけます。親は自分たちのパニックをコントロールして、子どもに影響を与えないようにしなければなりません。これは最初にするべきことですが、もっとも難しいことかもしれません。

(八) 家庭や個人クリニックでの薬物投与が効を奏さない場合、病因を探り適切な治療を助言できる、アレルギー専門医の診断を仰がねばなりません。小児期のアレルギー疾患では、早期治療・病気の慢性化防止・子どもの無力感防止が重要です。病気に立ち向かう自信がもてれば、アレルギーの心身症的側面に対する決定的な対抗手段となります。

(九) アレルギーがある期間コントロールできれば、ときとともに再発や慢性化の危険は減少します。思春期がターニングポイントです。思春期の到来とともにアレルギーから解放される子どもが多いのです。この可能性を心にとめておけば、親子が楽観的・積極的に病気に立ち向かうのに役立つでしょう。

# 12章

# おねしょ

## ・・・いったい誰にとっての成功？

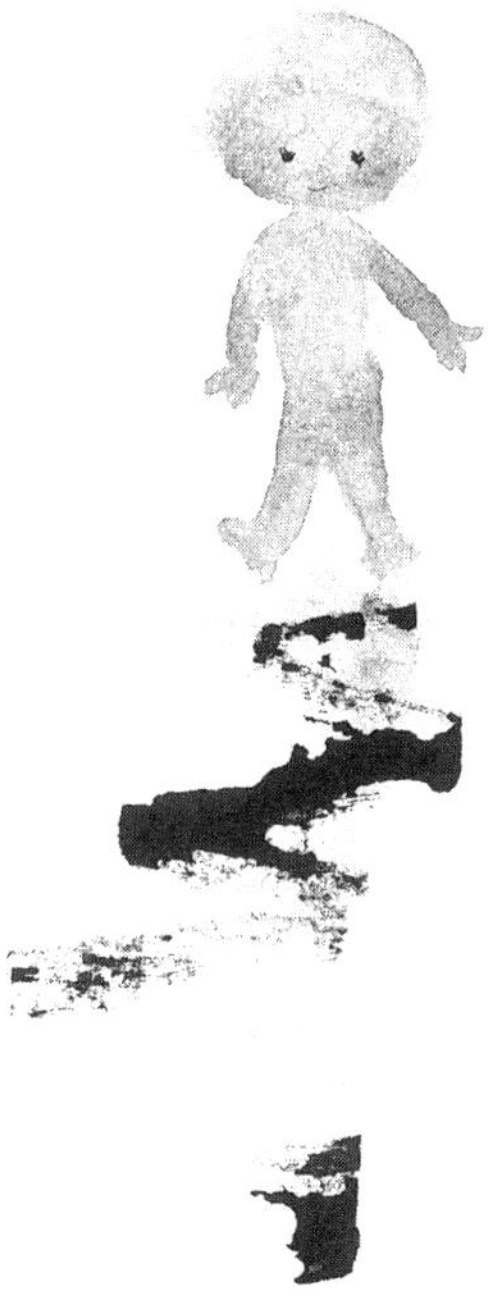

## ボブの場合

『いつまでボブのおねしょに悩まなければならないんでしょうか。彼はおねしょをわざと無視しているようにみえます。私がそれにふれると話題を変えるので、彼が気にしていることはわかるんですが。私がそれを問題にすると、かえって事態を複雑にするんじゃないかと心配にもなります。

もう五歳なので、私はおねしょをしないで欲しいと思わずにはいられません。彼の友だちはもう誰もおねしょをしていません。私はなにか間違ったことをしたのでしょうか。私がこんなに悩んでいるのを彼は知っているんです。』

この母親は会話のなかで、夜尿が続く場合に子どもが受けるプレッシャーを、みごとに要約しています。われわれの社会では夜尿が五歳以降も続くときは、「問題」とみなされるのが普通で、親の心配はピークに達します。多くの小児科クリニックで、この夜尿（遺尿症）が幼児の発達上の問題として訴えられます。しかしこれ以降にも、多くの健康な子どもたちが夜間に排尿しているのです。

こんな場合、レーサム夫人は悩まなければならないのでしょうか。親は心配して子どもに余計な問題を加えているのでしょうか。後者に対する答えはイエスです。前者については、親はすでに悩んでいてボブもそれを知っています。親や彼自身の不安に対し話題を変えたり無関心を装って、自信喪失しそうになる自分を支えるのは、五歳児にとって無理な努力です。もちろん五歳児がこのような問題のために、自分を失敗者とみなしてしまうのは悲しいことです。私の診察室にこう訴えにくる幼児がたくさんいます。

『いつか成功できるかな？』

「成功できる」とは、夜尿をしないことです。救いを求めて私を見る彼らの目は、無力感で曇っています。こうした子どもに出会うたびに胸が痛みます。

われわれの社会では、女の子のほうがトイレットトレーニングは容易のようで、夜尿はほとんど男の子の問題です。日中と夜間の訓練の比較では、昼間に訓練したほうが夜間より、男の子にも女の子にも効果的でした。一九六一年に私が行なった、昼間の訓練の効果に関する長期研究によると、それでも女の子のほうが男の子より二・四六カ月早く夜尿が止まりました。

どんな国でも女の子のほうが夜尿は圧倒的に少ないのです。女の子の夜尿の場合は、身体的原因のあることが多いのです。膀胱炎とか、器質的に膀胱コントロールが弱いなどの原因です。六歳すぎて夜尿がある女の子は、身体的原因がないかチェックすべきです。

## プレッシャーの原因

男女間でのこの違いには多くの原因があります。女の子は通常、男の子よりも行動の成熟が早く、日中のトレーニングも容易です。同時にわれわれはあらゆる領域で、女の子より男の子にプレッシャーをかけます。高い目標を設定しがちです。親や周囲にとって女の子の夜尿は、男の子の場合ほど心配の種になりません。

社会の目は、夜尿をしないよう自立することを、象徴的に未来の男性としての成功と同一視します。信じられないかもしれませんが、私の経験からも確かです。これら諸々の語られざるプレッシャーが、問題の心身症的側面を悪化させます。男の子は発達途上のトレーニング期間に、女の子とは異なる経験をします。

男の子は日中のトイレットトレーニングが成功した後もしばらく、夜尿をするものです。親は彼らが「熟睡していた」とか、「まだ膀胱が小さいから」とか、「不注意」だと報告します。多くの場合はいいわけですが、それでも男の子が直面している困難の本質を指摘しています。

最初の二つのいいわけは、夜尿を長びかせる修飾因子としては真実です。最後のいいわけは正しい評価とはいえないでしょう。

五歳になると子どもは、夜尿を「失敗」と感じるものです。たとえ親がかばっても、同年齢の仲間うちで彼は恥ずかしいと感じます。

四歳児では幼稚園仲間のプレッシャーが始まります。四歳児は自己を意識するようになり、互いに比較し合うのは避けられません。

『ぼくはもう、おねしょなんてしないよ、君は?』

『おかあさんはぼくが一週に一回しかしないといっている。』

『きみはまだおねしょするの? ぼくはしないよ。』

こうした比較が四歳になると頻繁に行なわれます。清潔で夜尿をしないのがいいんだという、仲間からのプレッシャーがすでに始まっているのです。

五歳になると子どもは周囲の大人の関心を明白に感じて、彼の欠陥を「隠し」始めます。うまくいけば両親以外は、彼の失敗を知らないことになります。しかし彼は夜に友人とすごすことを拒否しなければなりません。祖父母が彼を軽蔑しないように、彼らの訪問も恐れねばなりません。彼はほかの道で、自己をアピールしなければなりません。スポーツ、学校、仲間集団で自己主張する自信は、この症状のために曇ります。

親はこうしたプレッシャーを気にしないこと、やわらげることに手助けしたいと思うでしょう。

レーサム夫人はこうした危険について理解しており、彼の性格が夜尿のために影響されないうちに助けたいといいました。われわれが話し合う間中、彼は診察室で遊んでいて、われわれの話題が彼の夜尿に及ぶと、かわるがわる心配気にみたり、大声で『マッチョ！』と叫んで攻撃的な遊びに移りました。

診察室で親と医師が話し合うとき、ドアの外にいる子どもは、自分のことが話題になっていることを知っているし、それが不安の種になるものです。母親と私は、突然、この問題は密かに論じ合うべきだったことに気づきました。

私は診察日の朝に電話相談の時間を設け、子どものいないところで話し合えるようにしています。私はこの点を重視し、子どもを混じえて話し合うほうが賢明だと思えば、後でそういう場を作ります。つまりどちらが望ましいか選択するわけです。子どもの前でオープンに話し合うことが、子どもの感情を表現させ失敗感を軽くするなら、そのほうがよいでしょう。しかし彼の自己防衛が強すぎて自分に対する不安がすでに定着していれば、この方法はうまくいきません。

ボブについては診察してみるまで、私はなにもいえませんでした。診察し始めると彼は不安をはっきり表わしました。胸や腹部に聴診器を当てると、「大丈夫かな？」と心配しました。パンツを降ろしペニスを検査しようとすると、完全に逃げ腰になりました。泣き始めパンツを引っ張り、開けさせまいとして両足を組みました。以前にはそんなことはなかったのです。いま彼は、自分がどんなに傷つきやすくなっているかを私に示しているのでした。自分に「欠陥」があると感じていることを、明らかに私に告げていたのです。これはわずか五歳の子にとっては、なんとも残酷なプレッシャーです。

心配する家族には、どんなことが起こるのでしょう。レーサム夫人はボブと同様の心配をしています。表面的には「欠陥」と感じてはいないといい張っても、彼らの失敗感は無意識のうちに固く補強しあっているのです。

夜尿は何歳くらいから、発達の障害として捉えなければならないのでしょうか。また何歳くらいになったら、夜尿の身体的・心理的原因を検索すべきでしょうか。それにどうやってこの子を励ましたらいいのでしょうか。

ロンドンのドナルド・マッカイス博士は、この夜尿問題の生理学的側面について、一九七三年に報告していますす。博士は、膀胱が小さく長年夜尿が続くが、ずっと後になってから急速にコントロールできるようになる子がたくさんいると確信しています。こうした男の子（まれには女の子も）は、昼も夜も頻繁に排尿します。彼らの夜間のコントロールを改善するには、目覚めて意識のある間に「排尿間隔をできるだけ延ばし」、膀胱の出口をコントロールする力をつけるようすすめています。このコントロールは睡眠時にも働くに違いありません。この試みはかなりの子どもに効果がありました。

なんらかの身体的な未熟さに加えて、心理的問題がすでに複雑になっている子どもも多くいます。この場合は日中の訓練は有効でないようです。身体的な疾患や未熟さの検査法はまだ不十分で、今のところは単に失敗とみなされがちなのです。

## 基本的なトイレットトレーニング

私の小児科診療では、この失敗感を予防するアプローチに重点をおいています。この方法は何千人もの子どもたちに有効でした。トイレットトレーニングの開始をうまく運ぶことが、後に起こる問題を回避するのに役立ちます。

十八カ月をすぎたら、床におまるをおいて子どもの専用「椅子」にしましょう。おまると両親のトイレが似たようなものであることは、言葉で伝えられます。毎日決まった時間に、彼を服を着たままおまるに座らせます。

この段階をとばして初めから冷たいおまるの感触を体験させると、つぎの共同作業を妨害しかねません。このとき母親もそばに座り、本を読んだりクッキーを与えたりします。子どもは立つことも自由です。長く座るよう強制してはいけません。

これを一週間以上続けてから、おむつを外し、同じ手順でおまるに座らせます。まだ尿や便と結びつけてはいけません。子どもをおびえさせ、その後長期間「尻込みさせる」結果になるからです。この手順をゆっくり導入するのは、彼に新奇な感じや、自分の体の一部(排泄物)の喪失を、恐れさせないようにする必要があるからです。

この段階で彼が関心をもてば、第二段階に進みます。おむつが汚れたら取りかえ、汚れたおむつをおまるに落とします。そしてこれが「彼のおまる」の働きであることを説明します。

そのうちにある種の了解と偶然が一致すると、ある日その子は本来の目的に使うようになるでしょう。それからは一日に何度か、自分の意のままに自分の尿や便をおまるにできるようになります。

排泄への関心が育つと、つぎの大事な段階になります。短い時間、おむつやパンツをはずし、遊び場に便座をおき、自分で座ってやってみるように声かけをします。行きたいとき自分でおまるにいくよう励まします。これはその後も繰り返します。

一人でできるようになると、大部分の子どもは排泄に興味をもち熱中します。トレーニングパンツも、自分で脱げる場合は、セルフコントロールに役立ちます。こうした段階を自分で習得していると感じると、子どもは成功するまで続けます。

「立ちション」を男の子に教えるのは、補足的な段階です。父親やほかの男の子たちと同じだという感覚を養い、正常な自己顕示欲のはけ口となります。「立ちション」は、ほかの男性の姿を見てまねるだけで容易です。これは排便トレーニングを終えてから取り入れたほうがよいのです。さもないと排尿も排便も立って済まそうとしかねません。

睡眠中の遺尿の問題は、日中の排泄が確立し清潔を保つことに関心がもてるまでは、取り組むべきではありません。これは一、二年後になるかもしれませんし、またときには昼間の自立と同じ時期に、睡眠中にも排泄しな

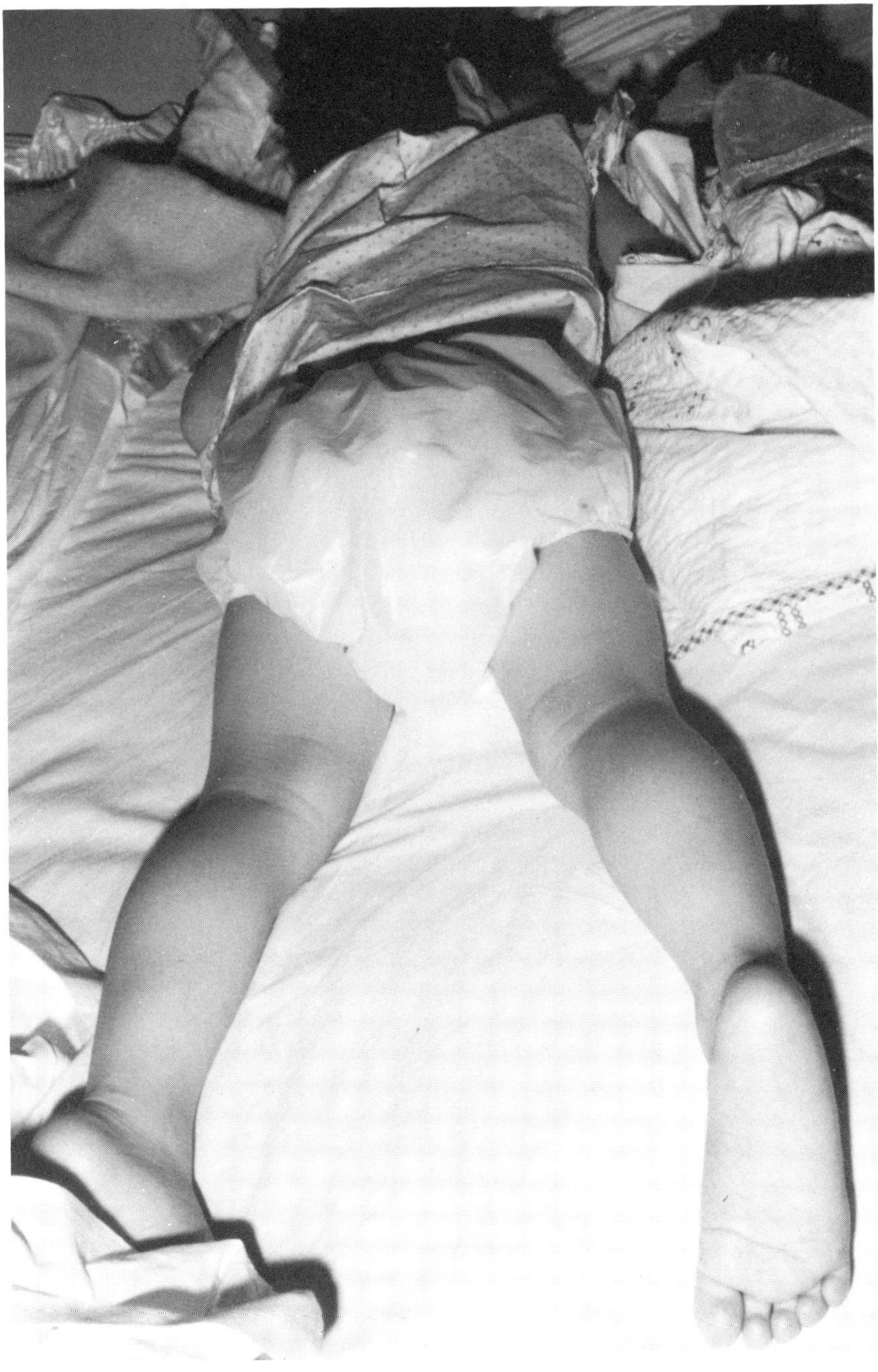

くなることもあります。

成功すれば誉め、失敗したら前の段階に戻り、子どもを元気づけます。失敗は子どもが「間違って」いたからではなく、「準備」ができていれば万事うまくいくのだという励ましが必要です。

私の提案に従った子どもたちの記録を検討した結果、失敗率（夜尿症、慢性便秘、それに尿や便にかかわる心身症）は、わずかに一・四パーセントでした。これは米国やヨーロッパでの、さまざまな調査統計と比べて非常に低い率です。

トイレットトレーニングでプレッシャーをかけがちな米国の場合、夜尿症は男の子の五ー八パーセントにみられます。

一九六五年の英国の調査では、十五パーセントもの高率でした。英国の研究者は、これは早期にプレッシャーをかけてトイレットトレーニングをすることと、それを生後一年以内に始めることが原因ではないかと主張しています。米国では二歳まで待ち、子ども自身の関心と協力をひき出すほうがよいと理解されています。

トイレットトレーニングでの成功は、子ども自身の自律性の達成であって、親の訓練法が正しいかどうかという問題にされるべきではないと、私は今、確信しています。

もし子ども自身が達成したいと感じなければ、親の努力はプレッシャーとしかみえないでしょう。反対にそれが子どもに関心をもたせ、子どもの自立したい欲求とかみあえば、なにかを達成しようとすることそのものが、子どものやる気を促進します。

『医師と子ども』という本のなかで私は、子どもに早くからトイレットトレーニングをするとき、親自身が社会から受けているプレッシャーについて考えてみるようにすすめました。

## トイレットトレーニング

子どもがトイレットトレーニングを受ける準備ができているかどうか、親は以下の点を検討する必要があります。

［一］　ほかの人を模倣し、同じことをしたがるか。（一歳半ー二歳）

[二] 物を隠したりまた見つけたりしてコントロールできるか。これは、大事な体の一部（ここでは排泄物）が見えなくなるのは、なくなってしまうのではないことを理解できることの目安です。（一歳の終わりまで）

[三] 整理整頓と物の決まった位置についての感覚。（二歳）

[四] おまるへ歩いて往復する運動能力。（十八—二四カ月）。

[五] 上記と並行する自己主張、およびそれをコントロールする能力。（二歳の終わり）

[六] 仲間を意識し、彼らの排泄能力に関心をもつこと。（二—三歳）

[七] ある程度複雑なメッセージを話し、内言語を使って思考をまとめる能力。例えば尿便意を感じ、トイレを探す場合の言葉。（三—五歳）

こうしたことは子どもは、二歳になるまでにほとんどすべてマスターするでしょう。それ以前のトレーニングは、他人から課せられたものであって、子ども自身の意欲によるものではないでしょう。

## 子どもに責任をもたせる

親たちは、一方的にしつけるのではなく、子どもの興味と協力を育てることが重要だと気づいています。私が小児科臨床をしている三〇年間に、失敗率は劇的に減少し、それは子どもを中心に考えたアプローチの価値を立証しているように思えます。それでもまだ親たちにはプレッシャーがあります。

専門家のなかにも、「二歳児を二四時間でトレーニングしてしまう方法」や、おねしょをしたらブザーが鳴ってそれはダメだと教え込むプログラム、あるいはおねしょをしなかったら、子どもにクッキーやキャンディやシールを与えるといった強化を行なうプログラムをを提案する人もいます。

こうしたものはすべて、親を中心に考えたプログラムであり、子どもがうまくやる（おねしょをしない）のが、親にわかることに力点がおかれています。こうした試みでうまくいかないと、親も子も自分達を失敗者と感じがちです。またこうしたプログラムは、ちゃんとやれば誰にでも有効であると主張されていて、「失敗した」家族は以前より欠陥や孤独を感じさえします。

十八カ月になる前に親は、トイレットトレーニングではなにが目標なのかをよく考えておきましょう。目標は、親ではなく子ども自身の成功なのだと認識できていれば、それは親子の楽しい共同作業になるでしょう。

私の四番目の子（男の子）は、六歳でまだ夜尿をしていました。私は恥ずかしく、親として失敗したように思い、彼の将来には救いがないと感じました。私は彼をかばっているつもりでしたが、毎朝濡れたシーツをとりかえるのを手伝いながら、私がどう感じているかを巧妙に彼に伝えていたのでした。

ある日この寡黙な六歳児が私にいいました。

『お父さん、どうしてぼくのおねしょにそんなにがっかりするの。』

私は語気を強めていいました。『がっかりなんかしていないよ！』

彼は答えました。『そうだよね。』

でも彼はこうつけ加えたかったに違いありません。

『でもお父さんが気にする必要はないんだよ。』

私はこの話題を止めました。私が彼に「手を貸す」のをやめて、一週間たたないうちにおねしょをしなくなりました。彼は、私が多年他人に説いていることを表現していました。子どもの問題なのに、私も親の問題にしてしまっていたのです。

子どもは成功すると達成感を感じますが、誉められすぎて実際以上の成功感をもつこともあります。あなたは成功か失敗かについての、子どもの感覚を読みとれるでしょうか。あなたや社会の感覚だけでなく、子どもの感覚を理解できるでしょうか。これは結構むずかしいことです。子どもはそれぞれ違っていて、普遍的な指針などは存在しないからです。

排泄について成熟――身体的であれ心理的であれ――が、周囲の子より遅れている子は、支えてやる必要があるかもしれません。子どもは自分がほかの子より成長が遅いが、確実に成長しているのだと自覚する必要があります。

どんな領域でも仲間より遅れているのはつらいことです。しかし、今は遅いけれども追いつけるのだと理解すると、驚くほど励みになります。ある領域で失敗することは「わるい」のに等しいと、子どもは本能的に感じています。まわりの子とちょっと違うけれども、それは「悪」ではないと元気づけるのが大事です。達成に時間がかかるかもしれないが、どの子も自分の時期というものがあるんだと、子どもが認識するよう助けるのが重要です。

成長のほかの領域での成熟と達成を誉めるのは、彼を支えるのに間接的だが重要な方法です。ほとんどの「問題行動」についていえることですが、男の子が父親と、女の子が母親と、また違う組み合わせでも、親と同じようになりたいと感じるよう努めることは、症状それ自体を治そうとする努力よりも、的を得た努力といえるでしょう。

## 指針

子どもが夜尿をなくしたいと考えているとき、親が手を貸したいなら、役に立つ方法がいくつかあります。それらの方法は魔法のようにうまくいくとは限りません。またボールゲームのように勝ち負けを争うものでもありません。

(一) 親は就寝前に、子どもを排尿に起こすことができます。膀胱がからっぽで半分寝ぼけているのを起こすのはよくありません。子どもは自分で、夜あるいは早朝に目覚めるかもしれません。(訳注:七歳以前の幼児を、夜間に起こして排尿させることはすすめられてはいません。米国小児科ジャーナル。一九八九年夜尿症特集を参照)

(二) 父親が子どもと一緒に、おまるを買いにいくのは、この困難な段階での父親の支持のシンボルとなるでしょう。夜光塗料を「チーム」を組んだ彼ら二人で塗ります。夜トイレが遠くて行きにくいときに、ベッド脇におかれるこの特別なおまるを利用できます。これは新たなプレッシャー源とはならないはずです。

(三) 罪悪感を彼が感じすぎないようにします。例えば彼がほぼ夜尿をしなくなるまで、夜はおむつをつけておくというような上手な努力が必要です。ベッド全体を濡らしてしまうのを子どもは恥ずかしがります。

(四) 子どもが夜尿について話し合いたい場合はそうし

ましょう。親は、彼の個人的成長、彼にかかっているプレッシャー、膀胱の成熟の問題などについて話し合えます。これが本当の対話になるなら子どもをたいへん元気づけるものです。あなたは態度や口調に不安を表わさないようにできるでしょう。こうした議論は、子どもが自分と仲間を比較して落ち込みやすいときに、子どもを安心させるでしょう。

(五) 五、六歳児の夜間のおもらしが本当に異常なのか、改めて考える必要があります。異常の判別を五歳と決めつけることは、身体的にせよ心理的にせよ排泄に関して遅れている子どもと親に、社会的圧力となります。われわれは子どもの発達過程が正しいか異常かを、不用意に決めつけてはいけません。子どもとその未来に影響しかねないからです。夜尿のときは失敗というような感情を子どもに抱かせてはなりません。うまくゆけばプライドを育てる機会にもなるのです。

# 13章

# 入院した子どもたち

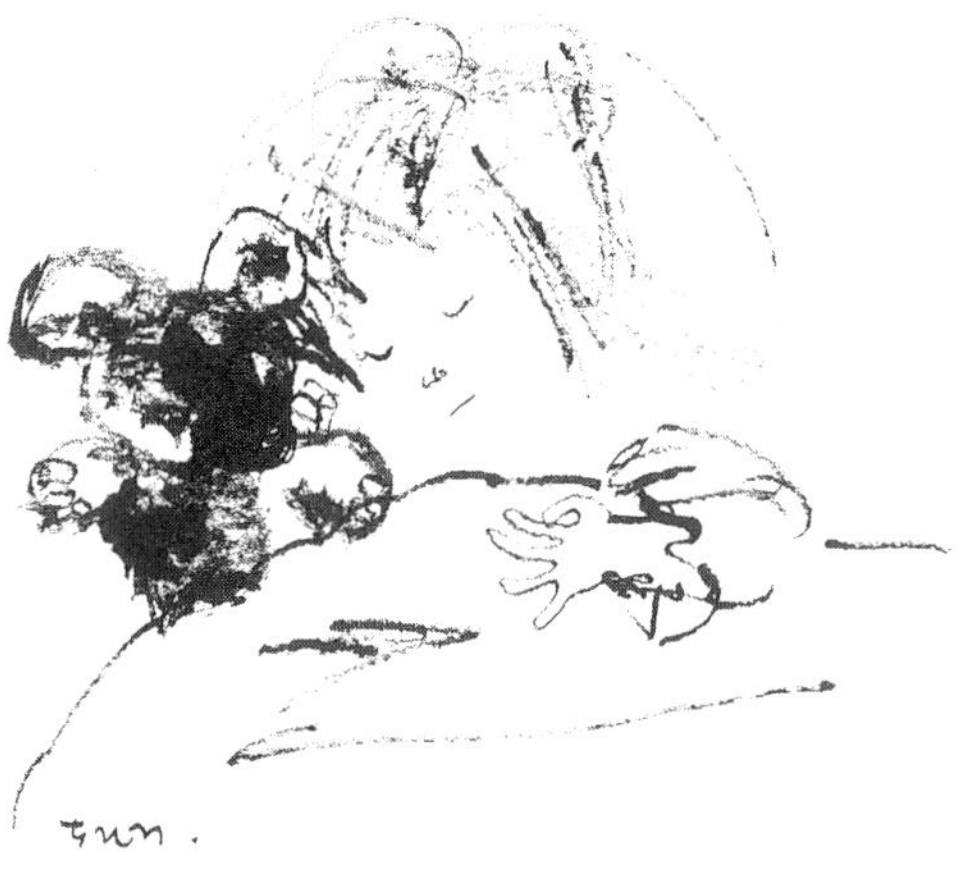

## トミーの場合

『トミーは来週、アデノイドを手術しなければなりません。彼は怖がっていますし、私も怖いのです。彼にどう準備させたらいいでしょう。私のほうはなにをしておくべきでしょうか。私もつき添ったほうがいいでしょうか。退院したとき彼は私になにを求めるでしょうか。私に怒って、扱いきれないことにならないでしょうか。こんなことを考えると、泣きたい気がします。』

ランディス夫人はまじめで有能な若い母親で、子どもたちに最善を尽くしたいと思っていました。

トミーは五歳で、たびたび耳痛と扁桃腺炎とアデノイドに悩まされていました。中耳炎が治りにくく、冬中抗生剤を使っていました。今ではすっかり疲れて生気もなくなっているようでした。肥大したアデノイドのせいで、鼻で呼吸できなくなっていて、夜のいびきは家中を不安がらせました。彼は話しかけられてもよく聴きとれないようでした。

彼は部屋の椅子におとなしく腰かけ、病気に身をまかせ、周囲の会話にほとんど注意を向けませんでした。去年までは腕白で遊び好きな子だったのに、哀れなコピーになっていました。手術を避けようとするさまざまな試みにもかかわらず、彼の呼吸を妨害し耳管をふさいでいる、巨大なアデノイドを除去する以外には、方法はないようにみえました。

必死になった両親は、この冬の苦しみを繰り返さないためには、どんなことでもする気になりました。トミーでさえ、再びよくなるときを考えて楽しみにしているようにみえましたし、それに彼も、手術以外に方法のないのがわかっているようにみえました。彼の静かな受動的な態度は、どんな種類のものであれ救いを待つしかない忍耐を表わし、大人のようにみえました。

## 入院体験をよいものにする

ランディス夫人の質問は、賢明な母親ならだれでもするものです。入院というさしせまった心理的な外傷に、子どもと同様自分も備えようとしているのです。英国の著名な学者ジョン・ボウルビーやロバートソン夫妻などのおかげで、われわれはみな、入院が発達途上の子どもの情緒生活に外傷となる可能性を十分承知しています。家庭と両親からの分離、つきまとう痛みや病気はすべて、子どもの発達を阻害する可能性があります。

過去数年の間に小児病院はひどく様変わりしはじめています。両親を病室に受け入れ、子どもの情緒的欲求に関する積極的なプログラムを組むなど。これらは病気と、家庭からの分離によって起こる心理的影響を、潜在的なものまでふくめて軽減しようとするものです。

親たちの組織、例えばいくつかの「入院児の親の会」は、小児医療が子どもの病気だけをとり扱うのではなく、子ども全体や、病気であることや入院することへの子どもの反応も、治療対象にするよう、病院のあり方の変更をおしすすめる役割を果たしてきました。

ランディス夫人の質問には、もし正しく行なえば、トミーに対する打撃を緩和してやれるはずだという信念も含まれていました。私は彼女に心から同意し、もし処置が適切なら、子どもは入院や手術の経験から、なにか非常にポジティブなものを学びとるだろうとつけ加えました。子ども時代に自分自身について知る機会は、ストレスに満ちた状況下で得られることが多いものです。

子どもは苦痛と向かい合い、家から離れて見知らぬ怖い場所ですごすことに対処できることを知るでしょう。それができれば、子どもは自分自身をコントロールすることを学び、医師や看護婦が自分を助けようとしているのだということを、苦痛な処置のさなかにも理解し、さらには手術が自分をよい状態にすることを理解できるようになるでしょう。

これらはすべて、自分やまわりの世界を知る肯定的な経験に加えられるのです。私はどんなに小さな子でも、こうした経験を通して、自分と周囲の人たちへの信頼を確立していくものだと確信しています。

私は、幼い子どもでも適切な準備によって、家庭からの分離や入院の苦痛に対する心理的な外傷を防止できることを発見したばかりでなく、多くの子どもたちが肯定的に入院経験を受け止め、利用できる事実に感銘を受けています。

もしも正しい援助のもとに入院を受け止めるなら、無事に退院したとき子どもは自分でなにかをなしとげたと感じるでしょう。

いいかえると、これは子どもがまわりの世界に、うまく対処する体験の一つとみることができるのです。子どもがこの体験をうまく生かせるよう助けるのは価値あることです。

## 子どもに準備させる

大人はできる限り子どもに手を貸すのが大切であり、ランディス夫人はこのことに気がついていました。私は彼女の最初の質問にためらわず答えました。彼女はトミーの入院について、できるだけ準備すべきだし、トミーにも準備させなければなりません。彼女は予想されることを詳しくトミーに教えておくべきです。

多くの小児病院には、さまざまな治療や処置について、詳しく説明したパンフレットがつくられています。こうしたパンフレットはわかりやすく書かれていて、入院にさいして子どもと母親が準備するのに役に立ちます。

そこでつぎには、自分の子どもがどんな状況に出会うかについて、さらに詳しく説明を求めることが親にとって大切です。不明の点があれば、親は担当医か病院に電話で問い合わせるべきでしょう。こうした段階を一つずつ親が準備していくことは、非常に重要であり、子どもを励ます支えとなります。

私はすべての病院が入院予定の子どもたちに対して、入院前の「下見」をプランに組みこむよう希望してきました。これはボストン小児病院ではすでに行ない、大変よい結果を得ています。不安の源をあらかじめ実際に見ておくことは、とくに親と一緒なら子どもにとって大きな励ましとなるでしょう。

例えば、心臓外科に入院予定の子どもたちは、酸素テントの中に入ってみたり、回復室や病室を見たり、さらに同じような治療を受け回復中の子どもに会わせてもらったりすれば、重要な手術後の時期になにかと好都合なことがわかっています。

同じ治療を受けているほかの子どもと会うという最後の段階がとくに重要なのは、大人と同様です。自分の知っているだれかが治療を終えていることを知れば、入院する子も大きな不安や苦痛を克服できるのです。心臓手術ほど重大な病気ではない子どもにも、行なわれる内容やほかの子どもの経験を知ることは、役に立つでしょう。

私は、ある黒人少年のことを思い出します。その子は手術の後、おびえて身体をこわばらせ、身体をゆすり親指をしゃぶり、彼のために母親がおいていったスカーフを握りしめていました。身体をゆすり苦痛のためにしくしく泣きながらも、ささやくように歌っていました。なにをささやいているのか聞きとろうとして私が腰をかがめると、『母さんがいったとおりよ』と、繰り返し口ずさんでいました。実際、母親は予想されることがらを彼に教えていたのです。すべてを教えられなかったにしても、そのうちのいくつかについて彼に心構えさせたことは、彼女がそこを離れたときに彼を支えるのに役立ったのです。

彼は母親がそこにいるかのように、母親の言葉とスカーフにすがりました。母親の準備は彼が入院と手術後の心理的外傷に適応するのに、決定的に重要な役割を果たしたのです。

退院してからの彼は母親を常に求めましたが、それ以外には著しい回復をみせました。後になって彼は母親が「入院中の大部分の時間」を、自分といっしょにすごしたと記憶しています。

ボストン児童博物館は、突然に入院することになるかもしれない多くの子どもたちに、心の準備をさせる一般公開を行なっています。小さなベッド・白衣・聴診器などが展示され、子どもたちは入院ごっこができます。そこはいつも人だかりがしていて、いつ行っても、自分の入院体験をまわりの仲間に誇らしげに語っている子をみかけます。こうした展示を見ておくことは、そのときは表面的なものにすぎなくても、入院に際して大きな励ましになると私は確信しています。

ランディス夫人が注射や手術時にそばについていられないこと、手術後の咽頭の痛みなどについて、トムに知らせておいた方がよいと私が提案すると、彼女はたじろぎました。

『話してきかせてもトムを怖がらせるだけではないでしょうか。手術が終わってから彼を慰め彼を助けるほうがいいのではないでしょうか。』

彼にあまり早くから（前日より前に）話すのは不必要だという点には、私も同意しました。しかし親が説明しておくことは、入院や手術を経験したときに彼に励ましとなるでしょう。こうしたことがらについて親が自分自身の不安に対処できていればの話ですが。未知の予期せぬ出来事は、心の準備ができている場合より、子どもにとってはるかに怖いことでしょう。場合によっては、心の準備をするときに大きな抵抗を示すかもしれませんが。こうした段階をふんだ準備により不安が追い払われます。さらにもし親がこの初めての経験にしっかり対応し、それを子どもが目撃すれば、親に対する子どもの信頼と子どもを護る親の能力は、著しく強化されるでしょう。

ボストン小児病院に子どもを予定入院させた親について、調べたことがあります。彼らは入院説明のパンフレットを用いて、子どもに入院の準備をさせるようにいわれていたにもかかわらず、わずか十五パーセントしか実行していませんでした。

こうしたおそらくは善意の親たちが、入院する子どもに心の準備をさせるようにというアドバイスを、無視した理由を検討しました。どの親も、自分自身が差し迫った分離と心理的外傷を直視できず、子どもと話し合えなかったのだと、はにかみながら認めました。親が子どもと入院について話し合っておくのが重要なことは、われわれには明らかだったので、親が子にパンフレットを読んできかせるとき(親はしばしば目に涙を浮かべていました)、スタッフが立ち合うようにしました。

この試みは入院後の子どもに非常に効果を上げたので、われわれは引き続き、親が子どもに心の準備をさせるようすすめています。親からこうした準備を受けると、子どもたちは入院後、怖がったりひきこもったりしなくなり、入院中も退院後もよく食べて眠り、回復が順調です。

私はランディス夫人に、トミーが経験しなければならない事柄についての詳細を理解させるようすすめました。つまり彼がどういうところに入院し、どのような投薬や麻酔を受け、どの程度の期間入院しているのかといった点です。夫人は可能な限りこうした詳細について、トミーに事実を語ると約束してくれました。それは彼が入院する前日のことです。もしも彼が質問をすれば(そうすることをわれわれは期待しているのですが)、夫人は本当のことをできるだけくわしく説明することになっていました。まごついたり動揺した場合は私に電話するようすすめました。こうした手続きがトミーにとってどれほど大切かを、彼女に気づかせたかったのです。

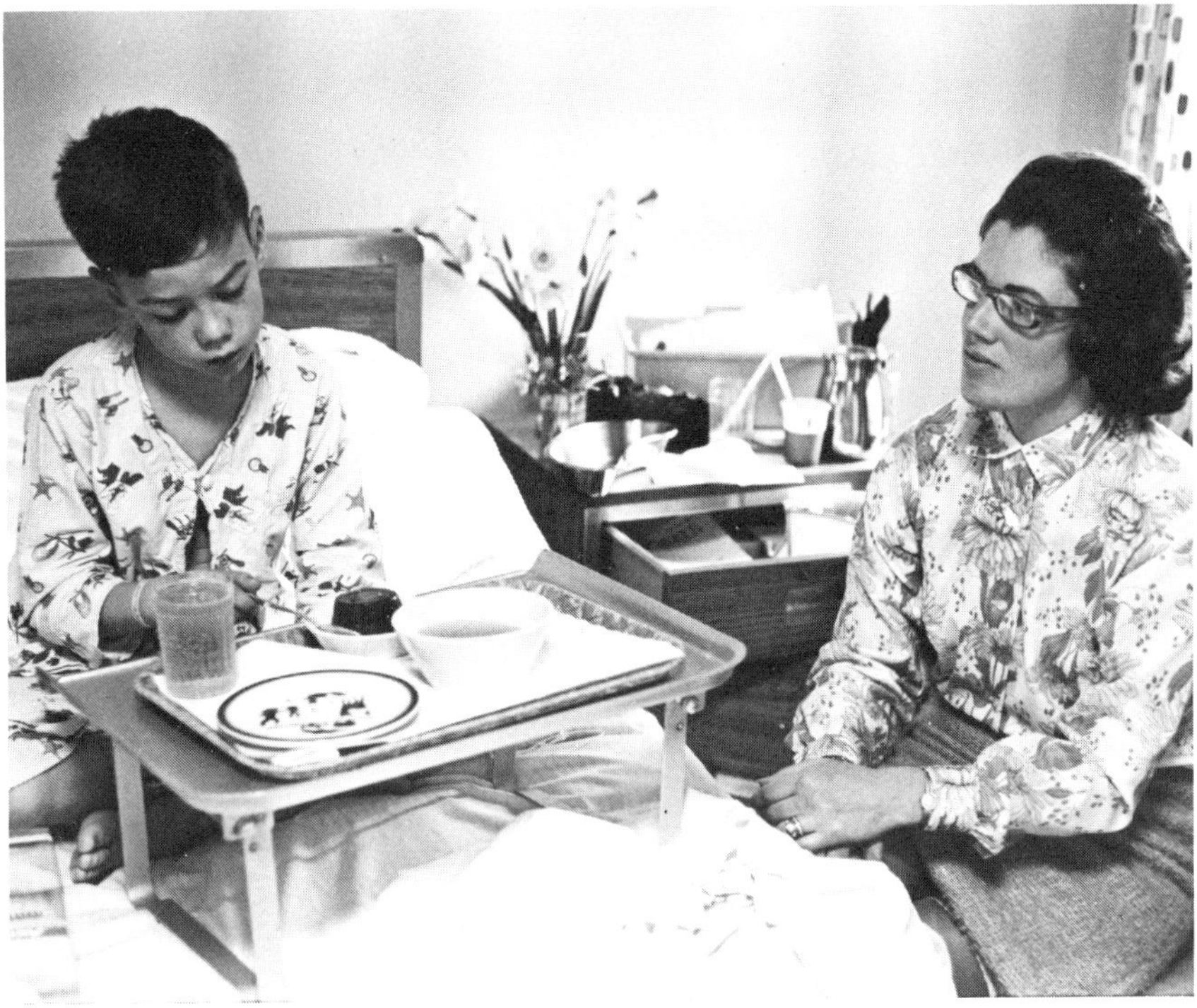

『トミーの入院の準備には、ほかになにをすべきですか。』

トミーはボロボロになったぬいぐるみのクマが好きでした。そのぬいぐるみを洗い、ふちをぬい合わせておくようにすすめました。そうしておけばベッドに詰めものをばらまかないですむでしょう。

私は困難に立ち向かうトミーの大事な仲間として、そのぬいぐるみを病院の職員にも尊重してもらいたいと思いました。子どもの大事にしているもの、自分の服、家族の写真などが、こうした時には大きな慰めとなるからです。

## 入院する

トミーにつき添うべきかという夫人の問いに、私ははっきり答えました。

『もちろんつき添うべきです。お子さんは今一番支えと慰めを必要としているのです。なぜトミーは親と離れねばならないのですか。』

ランディス夫人がいうには、トミーが入院する病院は親の付添いを好まないのだそうです。病院の説明では、病児の世話については看護婦と医師がもっともよく知っていて、親はしばしば非常に動揺し不安になり、自分たちの不安を子どもに伝えてしまうので、スタッフの世話の妨げになるというものでした。また病院職員の経験から、子どもは親がいるときに泣くことが多く、親がいないとおとなしく安静にしていられると考えたのです。

トミーの場合はわずか二日間の入院だったので、手術の翌日の回復には、子どもを一人にしておいたほうがよいというのが病院職員の判断でした。

この間の事情をどう考えているかランディス夫人にたずねてみたところ、『ほんとうのところは、私は納得できないんです。でもトミーの病気がこんなにひどくなったのは私のせいですし、すぐれた医療スタッフと一緒の方が彼にはいいのかもしれません。トミーをどう扱ったらいいのか、正直のところ私にはわかりません。トミーは私が傍にいたらよく泣くのは確かです。ですから病院側の説明を受け入れるつもりでした――先生とお話するまでは。今は私は、トミーにつき添って一緒に闘うのを恐れていたことを後悔しています。』

この母親は、病院側の方針をしぶしぶながらも受け入れていました。そこには母親が子どもの病気のすべてに、自責の念を抱いているのがみてとれます。子育てをする母親は、自分の子どもたちに起こるどんなことにも罪悪感を抱くものだと、私は思います——親の過失のあるなしにかかわらず。

子どもになにが起こっても、それは親の責任だとする昔ながらの感覚があるのです。こうした責任感や無力感は根拠のないことが多いのですが、母親が必要なことを行なうのを妨げます。圧倒的な力をもつ病院スタッフは、無意識にせよ、もともとある親の罪悪感や無力感につけこみやすいのです。父親も同じように感じます。

両親はこうした感情のもつれに過剰に反応し、自分たちを理解しようとしない病院スタッフに、けんか腰になります。こうなると親は、病棟で問題となり、子どもへの最適な看護を妨げます。

しかしスタッフが、親の自然で健全ともいえるこれらの感情を理解する訓練を受け、病児の看護に親を組込みはじめた病院では、この同じ「無力な」親たちが重要な力となるのです。

インディアナポリスにあるライリー小児病院の親つき添い病棟では、病院での費用が半減するだけでなく、子どもはよりすみやかに回復し、さらに親たちは経験ある病院スタッフの確かな指導の下に、病児の世話を学んでいます。もちろん親は不安をもち、病児に対して罪悪感や無力感を抱いていますが、わずかな援助で対処の仕方を学べるものです。

病んだ子どもたちに対する効果は明白です。そばに自分の親にいてもらえるだけでなく、病気になる前と同じように親から面倒をみてもらえるのです。病気の自分ではなく、以前の健康な自分をイメージできるかもしれません。この子が病気にうまく対応することは確かでしょう。

子どもたちが見知らぬ人たちのなかで——その人たちがどんなに有能であっても——心地よくしていられるとは、私には思えません。ほかにはけ口がなければ、親が子どもに自分の不安を伝えるものだとも思いません。病院のスタッフは親の不安を認識し、不安な親を援助すべきです。

悲しかったり苦痛のある子どもにとって、泣くことは決して有害ではないと私は確信しています。実際、私は、こうしたときに泣くのはよいことだと考え始めています。それは呼吸器・循環器系統を活発に働かせる反応であり、回復をはやめるかもしれない。それはまた、悲しさに対してなにかすることができるという感情や、心地よくなりたいと意志表示ができるという感情も、子どもたちに与えます。子どもたちがやすらぎを得て回復に向かい始めると、それはいくらかは自分が意志表示したせいだとさえ思うかもしれません。自己主張は健全なメカニズムです！

英国の著名な児童精神分析家ジョン・ボウルビーは、子どもが病気になって入院する場合に示す反応には、三段階あると指摘しました。

㈠ 反抗

㈡ 絶望――「よい子すぎて」どんな処置も容易に受け入れてしまう子どもたちに、しばしば見受けられます。

㈢ 愛着喪失とひどい抑うつ――壁に向いて、周囲の危険で報いのない環境から、距離をおいている子どもたちにみられます。

圧倒的な状況に対する三つの反応段階は、重症度も表わしています。こうした反応から、回復後の状態を予測することができます。第三段階に退行した子どもは、身体の病気が治ったあと、ひどい夜尿・恐怖・抑うつなどのような深刻な精神病理を残すかもしれません。第二段階に退行した子どもは、周囲への信頼感がゆらぎ苦しむかもしれません。そのような子どもはまるで自分がわるいことをした罰であるかのように、あらゆるできごとに対して自分を責めがちです。

リウマチ熱を患っているある四歳児は、私にこう語りました。

『いつもよい子でいたなら、病気にかかったり入院したりすることはなかったのに。』

このような自罰傾向をもつ子どもは、情緒的にバランスのとれない大人になるかもしれません。子どもが反抗し権利を主張し、許容される場合には泣いているのをみると、その子は自分にできる限りの健全な戦いを行なっているのだと私は確信します。さらにはあまり心理的な傷を残さずに、病気や入院の体験に立ち向かえると確信します。

二日間の入院は短期間なので心配することはないとい

う考えには、私は同意できません。子どもにとってはちょっとした分離も、こうした怖ろしい苦痛に満ちた条件下では、無視することはできないのです。

私はランディス夫人に、トミーにつき添いたいと要求することをすすめました。多くの病院は親を子どもから離すような、時代おくれのやり方を変える必要のあることに気づいており、親がしっかりしていればつき添いも認めるでしょう。親は自分のベッドや親のための特別な準備を要求しないでも、つき添うことができます。一晩なら椅子で寝てもよいでしょうし、夫と交替でもよいでしょう。トミーが新しい環境に慣れたら、つぎの夜は両親がいなくてもよいかもしれません。

ともかく私としては、つき添うかどうかは、病院の職員でなく親自身に選択権があると要求して欲しいのです。ランディス夫人が病院で出会った態度は、彼らが母親の意義を承認していないこと、トミーのために彼女がなにかするよう期待していないことを意味していると、私は警告しました。

子どもの世話をせずにそこにいるだけでも、トミーは安心し重要な意味をもつでしょう。彼女の存在が子どもを安心させ、病院側の仕事を妨げるものではないことを明らかにできるならば、おそらく病院の親に対するこれからのやり方を変える力にもなるでしょう。

親がつき添うことについて再検討することが、すべての病院にとって必要な時期にさしかかっています。医者も今では、分離や入院に対する子どもたちの反応を十分知っているので、今後は一般につき添いが可能となるでしょう。運や便宜的な理由によってではなく。

確かに親がつき添えない場合もたくさんあります。例えば、もう一人幼児がいてベビーシッターのいない場合です。それに長期入院の場合に親がつねに傍につくことは、経済的にも心理的にも残りの家族を犠牲にしてしまいます。

こうした場合には、子どもが心理的危機にさらされる期間を援助する、別の方法があります。病棟に母親のかわりとなる人をおくことができるでしょう。祖父母やそれにかわる人（米国では、小児病棟に「代理祖父母」のプログラムがあります。児童局の基金によるもので、子どもと老人世代の双方に役立つことを目的としています）、あるいは病棟保母は、病気と立ち向かうことや分離の問題にたいして、とくに努力を傾けます。医療チームは子どもの回復に関心をもつなら、その子の身体的回復と同様、心理的回復にも力点をおかなければなりません。

もし母親がいつも傍にいられないなら、いなくなることについて子どもに心の準備をさせなければなりません。そして面会のときにも、子どもの心の準備を支えるべきです。可能なら子どもに特別の「愛玩物」や、母親のかわりになるものをもたせるとよいでしょう。急に離れなければならないときには、その子に手を貸してくれる人を電話で探してみましょう。再び面会にきたときに、戻ってくると約束していたことを子どもに思い出させれば、つぎの分離に対する子どもの信頼感を強化するでしょう。

母親はしばしば自分が混乱してしまい、予告なしに子どもと別れてしまうことが多いのです。これは子どもにとってフェアでありません。一人で対処することを学ばせるのは、積極的な学習経験になるかもしれません。しかしそれは信頼関係が保たれている場合に限られます。子どもにうそをついたり、隠れて走り去ったりすることは、将来の信頼関係の形成には役立たないでしょう。

## 年齢による違い

子どもの年齢によって、親の注意すべきポイントは多少違います。四歳以下の子どもでは、家庭や両親からの分離が、苦痛や病気以上に恐ろしい体験となります。分離は恐れを拡大し、逆に、頼るべき親がいることは恐れを減少させます。

四歳以降になると、ダメージを受けたり傷つけられる恐怖が、より重大になります。傍らに親がつき添うことで子どもは、大事な身体の一部を切られる危機的状況を、親が幾分なりともコントロールしてくれると感じて安心できるのです。十歳頃になると、親がつき添うことよりは、子どもが不安を自分で克服する必要性に、スタッフが気づいていることが、重要かもしれません。さらに年長の子どもにとっては、子どもが自分に自信をもち、自分をコントロールできていると感じるよう促進するプログラムが、もっとも重要です。

トミーの年齢では、分離や体の一部を切られることについて、不安を持ちやすくなっています。ダメージを受けたり、自分の身体の一部を喪失（確かに役に立たない器官でも）することに、強い恐怖を感じています。だから彼を助けるには、両親は、安全でいたいという彼の気持ちをよくわかってあげなければなりません。身体の一部を失う恐怖にたいして、実際は不要な部分を切除するだけだということを説明しなければなりません。

## 入院に対する反応

ランディス夫人の退院後についての質問には、実際に退院してみないとわからないところが多いのです。退院すると母親に怒りをぶちまけるかもしれないし、彼を慰め励ます彼女の努力に、腹立ちまぎれの行動で応ずるかもしれません。

彼女は子どもの怒りが自分に向けられる懸念を私に訴えたので、そうなった場合に彼女がひどく狼狽するのではないかと私は危ぶみました。

そこで私は、子どもは不安や内向した怒りを発散するために、そうせざるをえないのだということを、彼女に説明しました。

子どもたちは病院では、反抗することはあっても滅多に怒りを爆発させません。しかし家に帰り、ほんとうの感情を出し怒りをぶつけても安心な人たちのなかに戻ると、それをやりはじめます。これが普通なのだと知ることが、ランディス夫人の救いになるでしょう。それでもこんな試練のなかで、子どもを救おうとして戦ったあげくに、子どもに怒りを向けられるのはつらいことです。彼女は傷つけられたと感じるかもしれません。

トミーが示すであろう行動の多くは、「退行」として要約されます。彼は赤ちゃんのように振舞い始めるかもしれません。ひどく泣き両親にまつわりつくかもしれません。弟を見境なくぶつかもしれません。夜尿が再発したり指しゃぶりを始めるかもしれません。赤ちゃんのときのように、抱かれたりあやされたりしたがるかもしれません。こうした「退行」が正常なものとして親に受け止められれば、「退行」の真の目的に役立つはずです。幼い頃に戻ることによって、トミーは自分のエネルギーを温存し、周囲の人間から注意を集められます。

ランディス夫人は、この行動がなにを意味するか理解する必要があります。しばらくそれにつき合い、トミー自身が自分の「退行」の必要を理解できるように、助け、ついで再び立ち直りたいと思うように、彼を励まし支えなければならないでしょう。罰を加えれば、表面的に子どもの行動を抑制できるかもしれませんが、健全な方法ではありません。秘められた彼の感情をめちゃめちゃにしてしまいます。彼は自信を失いかけ、回復するために積極的な支持と励ましを必要としているからです。

正常児の研究では入院後の回復期に五〇パーセント以上が(短い入院の場合も)、六カ月以上にわたって「退行」を示しています。彼らがしばらく足踏みして、再び前進するエネルギーを蓄えるのは、子どもにとって正常で健全なことです。

ランディス夫人にはトミーの帰宅後、彼の入院体験について語り続け、その体験をすべてはき出させ、そしてできるなら忘れさせるようすすめました。両親がどんなに彼をいたわり支えても、それでも子どもにとって手術は恐ろしい体験に違いありません。それに気づくことがまず大切であると、私は思いました。それでも誰よりも彼が頼りにする両親のいる所で、自分が体験し克服したものとして理解できれば、手術は真実の学習体験になるはずです。

このようにして子どもは、どんな経験にも対応する力をつけていくのです。

## 指針

(一) あらかじめできるだけ詳しく、入院とはどういうことかを子どもに説明して準備させましょう。親が知っている部分だけでも明確に教えれば、大いに役立つでしょう。病棟看護婦や医師は、子どもが体験するであろうことのいくつかを、親に教えなくてはなりません。それは親自身の準備にも役立ちます。

(二) できれば子どもにつき添いましょう。入院中に離れなければならないときは、その理由と戻ってくる時刻を約束しましょう。約束した時間を必ず守ること。

(三) あなたが離れることや苦痛に対して泣くのは、子どもの感覚が健全である証拠と銘記しましょう。子どもを押さえつけたり、ダメな子だと感じさせてはなりません。長期間泣き叫ぶようであれば、まわりの人に迷惑だと注意しましょう。でもわるいことだといってはいけません。

㈣ 可能なら手術室や、処置室（痛い経験をする）に連れて行き見せておきましょう。それができないなら、入院中に出会うことがらをあらかじめ話し理解させておきましょう。後ろに親が控えていることを記憶させましょう。病院では親は、家でするようには子どものことを決めてあげられないことと、その理由を説明しましょう。痛い処置がいつまでも続かないこと、しかしその処置はたしかに痛いかもしれないし驚かされること、不安を表わしていいことを、繰り返し話しましょう。これはどの子にも当てはまります。子どもがあなたを必ず信頼するとは期待できませんが、後になって思い出すでしょう。人を真に信頼する体験が得られれば、入院経験の貴重な成果です。

㈤ 退院したら、子どもがおびえていると思われる限り、入院体験についていつまでも話しましょう。子どもの「退行」は病気にまつわって起こりうることで、子どもがわるいわけでも、「ベビー」であるわけでもないと励ますこと。子どもの話に耳を傾け、子どもが自分を理解するのを助けましょう。

# 訳者あとがき

川崎千里

ブラゼルトン先生と一九八四年に長崎でお会いして以来、ボストンで、あるいはお手紙で知る先生の人柄に、私は感動し続けてきました。

著名な学者であるにもかかわらず、赤ちゃんのおむつかえやあやし方が実に上手で、子どもと遊ぶのが大好きなのです。一方で、子どもを育む環境づくりのために、研究や啓蒙活動に力を注ぎ、後に続く人たち（私もそのなかに入りたいと熱望しています）を世界各地に育ててこられました。

そしてハーバード大学などでの研究・教育のかたわら、小児科専門医また小児精神科専門医として、自宅に診療所をもっていらっしゃいます。

『うちは親子三代、小児科はブラゼルトン先生よ』と、ボストンのある普通のお母さんにこともなげにいわれて、私はちょっと驚きました。

この本は、そういう、患者さんとじっくりつきあう臨床医の視点と、全体を見通す研究者の視点を、複合的にもつ先生だからこそ書けたという気がします。米国では、子育てをする両親と、子どもについて学ぶ専門職・学生の、双方に広く読まれているようです。

この本が、子どもを育てる方々のお役に立つよう願っています。

最後になりましたが、この本の監訳の労をとってくださった前川喜平教授、助言くださった庄司順一氏、ブラゼルトン先生に引き合わせてくださった穐山富太郎教授、そして私に臨床の場を与え励ましてくださる辻芳郎教授に感謝いたします。また医歯薬出版編集部の岸本舜晴氏には大変お世話になりました。お礼申し上げます。

【訳者略歴】

川《かわ》崎《さき》千《ち》里《さと》

1951 年　長崎県に生まれる
1976 年　長崎大学医学部卒業．小児科入局
1979 ～ 82 年　東京都立母子保健院勤務
1984 年　長崎大学医療技術短期大学部助教授
1987 年　ボストン小児病院留学
1996 年　長崎大学医療技術短期大学部教授
1998 年　佐世保市こども発達センター所長

[新装復刻版]
Dr. ブラゼルトンの
子どもの心がきこえますか　ISBN978-4-263-23667-3

1989 年 10 月 25 日　第 1 版第 1 刷発行　日本語版翻訳出版権所有
2002 年 5 月 10 日　第 1 版第 5 刷発行
2015 年 8 月 20 日　第 1 版第 1 刷発行（復刻版）

監訳者　前　川　喜　平
訳　者　川　崎　千　里
発行者　大　畑　秀　穂

発行所　医歯薬出版株式会社

〒113-8612　東京都文京区本駒込 1－7－10
TEL. (03) 5395－7618 (編集)・7616 (販売)
FAX. (03) 5395－7609 (編集)・8563 (販売)
http://www.ishiyaku.co.jp/
郵便振替番号 00190－5－13816

乱丁，落丁の際はお取り替えいたします　印刷・あづま堂印刷／明光社